T0197278

Das Kiefergelenksyndrom

Alexander Glück · Viviane Österreicher

Das Kiefergelenksyndrom

CMD – Beschwerden, Untersuchungen
und Therapien

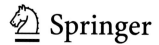 Springer

Alexander Glück
Hollabrunn, Niederösterreich, Österreich

Viviane Österreicher
Hollabrunn, Niederösterreich, Österreich

ISBN 978-3-662-63454-7   ISBN 978-3-662-63455-4   (eBook)
https://doi.org/10.1007/978-3-662-63455-4

Die Deutsche Nationalbibliothek verzeichnet diese Publikation in der Deutschen Nationalbibliografie; detaillierte bibliografische Daten sind im Internet über http://dnb.d-nb.de abrufbar.

© Fotonachweis Umschlag: © stock.adobe.com_109611108
Umschlaggestaltung: deblik Berlin

Planung: Diana Kraplow
Springer ist ein Imprint der eingetragenen Gesellschaft Springer-Verlag GmbH, DE und ist ein Teil von Springer Nature.
Die Anschrift der Gesellschaft ist: Heidelberger Platz 3, 14197 Berlin, Germany

Für meine Familie

Geleitwort

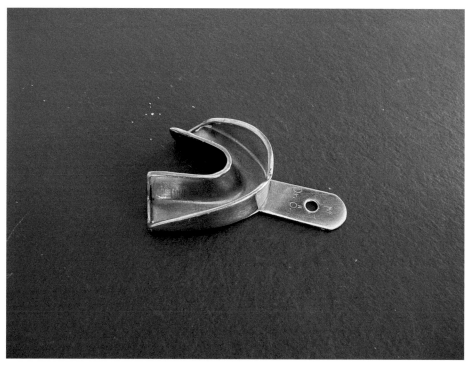

Gute Behandlung setzt geeignete Hilfsmittel voraus. © Alexander Glück

Als Kieferorthopäde kenne ich die folgende Situation nur zu gut: Eine Patientin mittleren Alters erscheint bedrückt zu ihrem ersten Termin. Sie hat eine dicke Akte dabei, in der ihre vielen vorherigen Arztbesuche genau dokumentiert sind. Sie erzählt eine lange Leidensgeschichte, die geprägt davon ist, daß ihr scheinbar niemand richtig zuhört, sie niemand versteht und ihr vor allem niemand bisher helfen konnte. Am schlimmsten findet sie die Hinweise, daß sie am besten „einfach eine Psychotherapie machen" solle, denn „sie würde sich alles nur einbilden". Dabei spürt sie die Beschwerden doch ganz genau!

Hier ist eine unglückliche Verkettung von tragischen Missverständnissen entstanden. Aber wie kann das sein? In der Medizin braucht man doch schlicht eine Diagnose und kann dann davon direkt eine Therapie ableiten, oder etwa nicht? Ganz so einfach ist es leider oft nicht. Denn funktionelle Beschwerden und chronische Schmerzen sind ein hochkomplexes Thema. Insbesondere bei Craniomandibulärer Dysfunktion, kurz CMD, mit denen sich dieses Buch beschäftigt.

Aber warum ist das nun so? Es liegt daran, daß es sich bei der Craniomandibulären Dysfunktion in der Regel um ein sogenanntes multifaktorielles Geschehen handelt. Das bedeutet: Es gibt unzählige Auslöser, die für Beschwerdebilder verantwortlich sind, die ebenfalls sehr unterschiedlich sein können, die jedoch alle als CMD zusammengefaßt werden. Meist bestehen viele dieser Faktoren schon über Jahre hinweg, ohne daß sie jemals ernstzunehmende oder beeinträchtigende Formen angenommen hätten. Aber durch ein plötzliches weiteres Auftreten eines noch so unscheinbaren zusätzlichen Faktors kommt alles zum Ausbruch. Es kommt zur Dekompensation einer zuvor kompensierten und lediglich latent vorliegenden Dysfunktion. So wie der berühmte Tropfen, der das Fass zum Überlaufen bringt.

Eine kleine, unscheinbare Veränderung bringt eine große Wirkung. Genau da liegt das Problem. Denn häufig reicht es nicht aus, lediglich diesen neuen Faktor zu identifizieren und zu therapieren. Stattdessen ist es erforderlich, systematisch möglichst viele beteiligte Faktoren aufzudecken. Jegliches Therapieren ausschließlich einzelner Faktoren bleibt Stückwerk. Der Erfolg hängt dann nur vom Zufall ab. Aber das lässt sich vermeiden!

Hier lohnt es sich auf die Expertise eines Arztes zu vertrauen, der mit strukturierten Verfahren, unter Einbeziehung der beteiligten Fachdisziplinen, allen beteiligten Faktoren, vielleicht auch in detektivischer Kleinarbeit, gezielt auf den Grund geht. Denn nicht nur der Tropfen, der das Fass überlaufen ließ, war Schuld, sondern alle, die das Fass überhaupt erst so weit gefüllt haben.

Darüber hinaus wird leider allzu oft das Therapieziel nicht ausreichend formuliert. Je nach Ausprägungsgrad und Dauer der Belastung können die Therapieziele sehr unterschiedlich sein. Manchmal reicht die einfache Aufklärung über die Anatomie und normale Alterungsprozesse aus, um Patienten zu ermöglichen, in Frieden mit einer leichten Symptomatik zu leben. In anderen Fällen ist eine vollständige Heilung möglich. Ebenfalls in vielen Fällen kann das Ziel allerdings auch lediglich die Schmerzfreiheit und eine verbesserte Bewegungsfähigkeit sein, nicht aber die Rückkehr zu einem früheren, vollkommen unbeschwerten Stadium.

Auch wenn das vielleicht auf den ersten Blick überraschend erscheinen mag, ist dies dennoch ein normaler Umstand des Lebens! Wir sind einfach mit 70 Jahren nicht mehr so beweglich wie mit 18 und erzielen nicht mit 60 dieselbe körperliche Leistung wie mit 30 Jahren, richtig? Genauso verhält es sich mit funktionellen Beschwerden. Wer morgens erst einmal Gymnastik machen muß, um „in die Gänge zu kommen", der kennt das und kann sich bestimmt auch gut vorstellen, daß ganz normale Gelenke, wie die Kiefer und die zugehörigen Muskeln, vielleicht auch einmal nicht völlig „rund laufen" und von einem Bewegungstraining profitieren können.

Wichtig ist, möglichst frühzeitig eine systematische Diagnostik und Therapie zu suchen. Auch präventive Vorsorgeuntersuchungen haben sich bewährt. Um hier alle Patienten möglichst optimal zu versorgen, gleich welches Therapieziel erreicht werden soll, bedarf es also eines systematischen Ansatzes. Ein multifaktorielles Geschehen erfordert zwangsläufig auch eine Diagnostik aus verschiedenen Fachbereichen sowie einen multitherapeutischen Ansatz. Dieser sollte durch entsprechend geschulte Experten initiiert und koordiniert werden. Dazu bedarf es gründlicher Aufklärung und Schulung eben dieser Patienten. Genau dafür stehen dieses Buch und die Arbeit der Autoren – sein Zweck besteht darin, als hervorragender Wegweiser zu dienen.

Die Aufgabe, ein umfassendes Aufklärungswerk in verständlicher Sprache zu erarbeiten, das aus dem Dickicht vieler Fakten, Informationen und Mutmaßungen das wirklich Wesentliche und Gesicherte zusammenstellt, wurde von Viviane Österreicher und Alexander Glück sehr gut gelöst. Hier treffen wissenschaftliche Recherche und klinische Expertise und Erfahrung in sehr positiver und patientenfreundlicher Weise aufeinander.

Nehmen Sie sich bitte die Zeit, dieses Buch nicht nur zu überfliegen, sondern genau und sogar mehrfach zu lesen. Lassen Sie auch ihre Freunde und Bekannten davon profitieren und sagen Sie Ihnen, daß hier fundierte Informationen geboten werden, um Beschwerden rund um die CMD verständlich zu machen, zu lindern und gegebenenfalls zu heilen – und vor allem die Unsicherheit rund um dieses Thema zu beseitigen.

Ich wünsche dem Buch, daß dieses Buch eine möglichst große Verbreitung findet und dadurch den vielen Patienten, die sich sorgen oder bereits leiden, zielgerichtet und systematisch geholfen werden kann. Denn genau darum geht es allen guten Ärzten: um das Wohl ihrer Patienten!

Martin Baxmann

Inhaltsverzeichnis

Vorwort/Einleitung

1

Bei Symptomen, die sich nicht auf andere Ursachen zurückführen lassen, sollte immer auch die Möglichkeit einer Craniomandibulären Dysfunktion in Betracht gezogen werden. Der spezialisierte Zahnarzt kann sie mit großer Wahrscheinlichkeit feststellen oder auch ausschließen. Der Patient kann dabei hilfreich sein, wenn er einen Überblick über die Zusammenhänge zwischen den Funktionen seines Körpers und den auftretenden Symptomen hat. Hierbei hilft die vorliegende Publikation: Sie gibt Patienten die Möglichkeit, Anhaltspunkte auf eine Craniomandibuläre Dysfunktion zu finden und dem Spezialisten die richtigen Hinweise zu geben, sie hilft bei der Eingrenzung der Symptome und orientiert über die heutigen Maßnahmen und Möglichkeiten in Diagnostik und Therapie.

Viele der weitverbreiteten Volkskrankheiten lassen sich auf Fehler in der Körperhaltung, der Ernährung mit industriell erzeugten Lebensmitteln oder eines körperlich zunehmend passiven Lebenswandels zurückführen. Es gibt jedoch auch ein ganzes Potpourri an Beschwerden, die nicht direkt auf das eigene Zutun des Patienten zurückzuführen sind, sondern auf kleine Fehler im System – genauer: im Kiefergelenk. Mit der Abkürzung CMD verbindet sich einerseits die Möglichkeit, auf einer langen Suche nach den Ursachen unklarer Beschwerden endlich die Lösung gefunden zu haben – andererseits aber das Risiko, damit eine Krankheit dingfest zu machen, die man in Wirklichkeit gar nicht hat. Es ist daher besonders wichtig, die Zusammenhänge zu verstehen, die zwischen einer diagnostizierbaren Craniomandibulären Dysfunktion und den oft in ganz anderen Körperbereichen auftretenden Schmerzen oder Verspannungen bestehen, dabei aber auch die Tatsache gelten zu lassen, daß diffuse, unklare oder unerklärliche

Symptome eben nicht automatisch auf eine Craniomandibuläre Dysfunktion zurückzuführen sind, wenn eine solche diagnostisch mit hoher Wahrscheinlichkeit ausgeschlossen
werden kann. (Abb. 1.1).

Die Suche nach der im vorliegenden Buch beschriebenen Funktionsstörung des Kauapparats kann also eine wahre Odyssee von Facharzt zu Facharzt beenden, wenn sie
erfolgreich ist. Sie kann sich aber auch als erfolglos erweisen: Eine weitere mögliche
Ursache wurde ausgeschlossen, die Suche geht weiter. In diesem Fall geben uns die
differenzierten Zusammenhänge der Funktionsbereiche des menschlichen Körpers, wie
sie durch die Wechselwirkungen zwischen Kauorgan, Kopf, Hals, Rücken und anderen
Regionen erkennbar werden, eine wichtige Einsicht mit auf den weiteren Weg – nämlich die über das enge Zusammenwirken dieser Funktionsbereiche. Das hat nichts mit
esoterischen Theorien zu tun, die teilweise auf „uraltem Wissen", teilweise auf neueren
Erklärungsmodellen fußen. Wesentlich tragfähiger sind die wissenschaftlich fundierten
Erkenntnisse der Psychosomatik, der Orthopädie und der Zahnheilkunde, um nur die für
diesen Themenkreis wichtigsten Bereiche zu nennen.

Bei Beschwerden mit unklaren Ursachen auf Craniomandibuläre Dysfunktion zu
tippen, ist allerdings kein Raten, denn es gibt klare Hinweise auf eine höhere Wahrscheinlichkeit dieses Zusammenhangs. Die Diagnose einer Craniomandibulären Dysfunktion lässt sich anhand einer „Checkliste" mit hoher Wahrscheinlichkeit stellen oder
ausschließen. Gerade weil sich eine Craniomandibuläre Dysfunktion durch eine Schmerz-
ausbreitung im ganzen Körper äußern kann, wird sie nur in einem Teil der Fälle erkannt,
in den anderen Fällen bleibt sie unbehandelt. Daraus ergibt sich folgerichtig, daß man sich
bei unklaren Beschwerden mit nicht eindeutig zuzuordnender Ursache auf jeden Fall auch

Abb. 1.1 CMD: Ergebnis
komplexer Wechselwirkungen.
(c) Alexander Glück

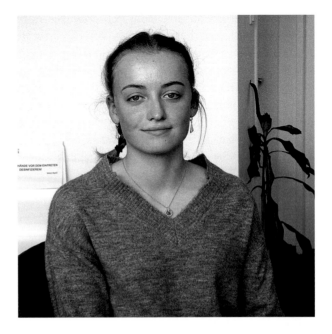

in diese Richtung orientieren sollte. Ein deutlicher Hinweis auf eine Craniomandibuläre Dysfunktion kann vorliegen, wenn sich bestimmte Schmerzen mit den dafür üblichen Therapien nicht beseitigen lassen, beispielsweise Beschwerden im Nacken-, Schulter- oder Rückenbereich oder chronische Kopfschmerzen. Viele Patienten haben bereits einen wahren Ärztemarathon hinter sich, ehe sie an den richtigen Spezialisten verwiesen werden und die Diagnose Craniomandibuläre Dysfunktion gestellt wird.

Wenn Sie dieses Buch zur Hand genommen haben, liegt es nahe, daß Sie sich für die Zusammenhänge zwischen körperlichen Beschwerden und dem Kieferbereich interessieren, dessen mögliche Funktionsstörung als bisher unerkannte Ursache der Symptome in Betracht kommt. Diese Funktionsstörung wird als Craniomandibuläre Dysfunktion bezeichnet und mit CMD abgekürzt. Sie betrifft das Kausystem, also die Kiefergelenke, die Kaumuskulatur oder auch den Zusammenbiß der Zähne. Der Laie kann sie zunächst nicht sicher erkennen: „Schiefe Zähne" bedeuten nicht zwangsläufig eine Craniomandibuläre Dysfunktion, und auch wenn eine solche feststellbar sein sollte, führt sie nicht zwingend zu Symptomen und Beschwerden. Der Grund dafür liegt darin, daß der menschliche Körper eine Reihe leichter Fehlfunktionen bis zu einem gewissen Grad problemlos kompensieren kann. Auch das im täglichen Gebrauch gut eingespielte System des Kauapparates paßt sich normalen oder auch krankhaften Veränderungen relativ großzügig über die Muskulatur oder die Gelenke an. Zu Schmerzen oder anderen Beschwerden kommt es erst dann, wenn diese Anpassung nicht mehr funktioniert. (Abb. 1.2).

Das ist entweder bei Überschreiten der tolerierbaren Anpassungsgrenze der Fall, die von Mensch zu Mensch verschieden ist, oder bei einem streßbedingten Abfall der Anpassungsgrenze: Nun dekompensiert der Körper, die Anpassung entfällt, die Fehl- funktion schlägt sich in Symptomen nieder, beispielsweise Schmerzen im Kiefer- bereich oder im Gesicht, unerklärbaren Zahnschmerzen, Kopfweh, Verspannungen von Nacken oder Schultern, Rückenschmerzen oder auch Ohrgeräuschen (Tinnitus). Manche Patienten klagen auch über Schlaflosigkeit. Die meisten dieser Symptome deuten auf eine unmittelbare Reaktion auf bestimmte Fehlfunktionen hin. Dies ist in beiden Richtungen möglich: Die Funktionsstörung des Kiefergelenks kann sich ebenso über die Wirbelsäule bis in den Beckenbereich fortpflanzen, wie sich auch umgekehrt eine Fehl- stellung der Wirbelsäule eine Craniomandibuläre Dysfunktion auslösen kann. Diese als absteigend und aufsteigend unterschiedenen Formen werden in diesem Buch ebenso erklärt wie die vielfältigen Symptombilder, die sich eventuell auf eine Fehlfunktion des Kauorgans zurückführen lassen.

Wer geht schon wegen Rückenschmerzen zum Zahnarzt? Die hier zusammengefaßten Informationen gehören keineswegs zum Allgemeinwissen, auch in vielen medizinischen Fachrichtungen setzt sich die Erkenntnis dieser Zusammenhänge nur langsam durch. Es wird noch eine Weile dauern, bis man vom Hausarzt oder auch vom Physiotherapeuten ganz selbstverständlich empfohlen bekommen wird, bei der Suche nach der Ursache bestimmter Symptome auch den Kauapparat untersuchen zu lassen. Dafür ist in der Tat

Abb. 1.2 Rückenschmerzen können ein Fall für den Zahnarzt sein, wenn CMD die Ursache ist. (c) Alexander Glück

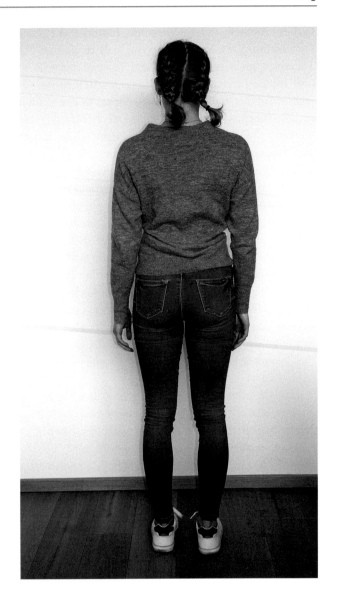

und bei fachlicher Weiterbildung die Zahnmedizin beziehungsweise die Kieferchirurgie/-orthopädie zuständig. Einstweilen ist es also Sache des aufgeklärten Patienten, Verantwortung für die eigene Gesundheit zu übernehmen und auf der Grundlage eigener Vermutungen die auf CMD-Diagnostik und -Therapie spezialisierte zahnmedizinische Praxis aufzusuchen. Da man ohnehin zweimal im Jahr zur Zahnkontrolle gehen sollte, kann man das Thema umstandslos bei einem dieser Termine ansprechen. Ist der Zahnarzt selbst nicht spezialisiert, so kann er zumindest auf einen geeigneten Kollegen verweisen.

Wenn hier „eigene Vermutungen" angesprochen wurden, so ist damit keineswegs die Selbstdiagnose gemeint. Die zu stellen ist einem Patienten, der nicht selbst medizinisch ausgebildet ist, gar nicht möglich. Dennoch ist der möglichst unverstellte Blick auf die Funktionszusammenhänge des eigenen Körpers und ihre möglichen Störungen der entscheidende erste Schritt. Natürlich kann man bei Rücken- oder Kopfschmerzen auf Verdacht in eine CMD-Praxis gehen. Sinnvoller ist es aber, verschiedene mögliche Ursachen der Beschwerden in die Überlegungen einzubeziehen und sich anhand eines einfachen Selbsttests ein erstes Lagebild zu machen. Einen solchen Selbsttest enthält dieses Buch – falls er bei Ihnen völlig ergebnislos verläuft, können Sie mit einiger Sicherheit davon ausgehen, daß die Ursachen Ihrer Beschwerden woanders zu suchen sind. Falls Sie hingegen feststellen, daß sich die Funktion Ihres Kauapparats außerhalb des Normbereichs bewegt, haben Sie damit einen wichtigen Hinweis bekommen, wo weiterzusuchen ist.

Das sollte auch deshalb zuversichtlich stimmen, weil sich die als Craniomandibuläre Dysfunktion bezeichneten Funktionsstörungen weitgehend korrigieren, zumindest aber soweit entschärfen lassen, daß die von ihnen ausgehenden Beschwerden unter Kontrolle gebracht werden können. Die Basis dafür bilden moderne und umfassende Diagnosemethoden, bei denen nicht allein die Situation und Funktion der Kieferknochen, -muskeln und -nerven untersucht, sondern auch im Rahmen sorgfältiger Beratungsgespräche mögliche begleitende Belastungsfaktoren des Alltags erhoben werden. Die CMD-Untersuchung wird damit, sofern gewünscht, zu einer Bestandsaufnahme von Fehlfunktionen, bei welcher tatsächlich der ganze Mensch in den Blick genommen wird – erstaunlich für eine medizinische Disziplin, von der man landläufig annimmt, daß ihr Wirkungsfeld im menschlichen Körper auf zwei Zahnreihen begrenzt ist. Wenn Craniomandibuläre Dysfunktion der Schlüssel zur Lösung von Verspannungen und Beschwerden ist, dann ist zugleich der spezialisierte CMD-Zahnarzt – in diesem Bereich – derjenige, von dem Heilung zu erwarten ist. Das ist vielleicht der spannendste Aspekt an diesem Thema: Nach vielen Jahrzehnten der Differenzierung und Spezialisierung in der Medizin könnte es die Zahnheilkunde sein, die einen universalistischen Ansatz in die Medizin zurückbringt.

Dabei hat die Funktionsstörung des Mund-Kiefer-Bereichs mit ihren Auswirkungen auf das Wohl des ganzen Menschen auch eine unverkennbar philosophische Komponente: Hier liegen viele grundlegende Lebensfunktionen sehr dicht beisammen – Essen und Trinken, Sprechen und Denken, Äußerungen des Unmuts oder der Hingabe. Sie alle sind sehr dicht miteinander verbunden, Störungen dieses Funktionsbereichs wirken sich schnell auf andere Bereiche aus. Redensarten wie „die Zähne zusammenbeißen", „den Ärger herunterschlucken", „den Mund aufmachen" (seine Meinung sagen) oder neuerdings „die Zunge gerade in den Mund nehmen" (Klartext reden) deuten auf die unmittelbare Nähe zwischen den Funktionen des Kieferbereichs und den Aspekten der Persönlichkeit (Mut, Verbissenheit, Nachgiebigkeit, Aufrichtigkeit usw.) hin. Kein Wunder, daß ein verkrampfter Zusammenbiß in die Schultern durchschlagen kann oder zu schlaflosen Nächten beiträgt.

Daher kommt es bei der Behandlung einer Craniomandibulären Dysfunktion auch darauf an, zu einem besseren, „entspannteren" Umgang mit dem Thema Streß zu gelangen. Wer insgesamt ausgeglichener ist, weil er sich die Aufgaben, die der Alltag ihm stellt, nicht zu sehr zu Herzen nimmt, wird damit die Behandlung dieser Beschwerden bestmöglich unterstützen. Damit ist auch bereits im Vorsorgebereich eine Menge getan: Manche Menschen kommen gut mit Entspannungstechniken wie Yoga oder Autogenem Training zurecht, während sich für andere ein besseres Schlafmanagement als hilfreich erweist. Eine wichtige Grundlage all dieser Maßnahmen ist eine grundsätzlich positive, zuversichtliche Lebenseinstellung – auch die kann man üben. Mindestens ebenso wichtig ist es aber, die feststellbaren körperlichen Ursachen wie Zahnfehlstellungen, Knirschen, falsch dimensionierter oder fehlender Zahnersatz oder auch Haltungsschäden nach Möglichkeit zu korrigieren. Hierfür ist es entscheidend, auf die Symptome des eigenen Körpers zu achten und sie ernst zu nehmen. Der in diesem Buch enthaltene Selbsttest hilft Ihnen dabei.

Die Prognose einer Craniomandibulären Dysfunktion ist gut: Bei einer genauen Diagnostik und guten, bedarfsweise fächerübergreifenden Therapie kann der Patient völlig beschwerdefrei werden. Sofern jedoch die Ursachen nicht beseitigt werden, können Beschwerden auch nach einer zwischenzeitlichen Besserung wieder auftreten. Es geht dabei nicht immer darum, das Zusammenspiel der Gelenkteile in den Idealbereich zu bringen – oft ist das gar nicht möglich. Das Ziel besteht vielmehr darin, alle Ursachen, also vor allem die Kaufunktion sowie Fehlhaltungen des Körpers, soweit zu korrigieren, daß sie harmonisch zusammenspielen oder die restlichen „Fehler" vom Körper problemlos kompensiert und damit toleriert werden können. Liegen die Ursachen der Craniomandibulären Dysfunktion im psychischen Bereich, wird mit dauerhafter Besserung erst dann zu rechnen sein, wenn diese Ursachen behoben sind. In diesem Fall sind die Möglichkeiten der Zahnmedizin sehr begrenzt. Ganz anders verhält es sich, wenn die Ursachen zahnmedizinisch erfaßt und behoben werden können: Die Berichtigung falsch dimensionierter Kronen, eines zu tiefen Bisses oder verschiedener Arten von Fehlstellungen kann zur sofortigen Linderung der Beschwerden führen.

Zumal die Heilungsperspektiven bei einer Craniomandibulären Dysfunktion also sehr gut aussehen, sollte mit der Eingrenzung dieser Krankheit nicht zu lange gewartet werden. Bleibt sie unbehandelt, kann der Leidensweg des Patienten unnötig in die Länge gezogen werden und es können sich dauerhafte Folgen einstellen, die sich dann schwieriger beheben lassen. Hierzu gehören:

- Arthrose und Gelenksteifheit (Ankylose) im Kiefergelenk
- starke Abrasion des Zahnschmelzes
- Veränderungen am Zahnfleisch, freiliegende Zahnhälse
- Schmerzen im Kopf-, Nacken-, Schulter-, Lenden-Becken-Bereich und in der Wirbelsäule
- Funktionsstörung des Kauapparates

In Abhängigkeit vom Kompensationsvermögen des Körpers ist es auch möglich, daß Symptome mit der Zeit wieder verschwinden. Auch dann sollte man den Ursachen auf den Grund gehen, weil immer die Möglichkeit einer Dekompensation besteht. Das heißt: Im geregelten Alltag treten keine Beschwerden auf, aber bei erhöhtem Streß und in Belastungssituationen kehren sie wieder. Bleiben sie unbehandelt, können sie sich manifestieren. Auch deshalb sind die Ursachen dieser Beschwerden nicht leicht faßbar.

Aus den genannten Gründen ist es wichtig, bei Symptomen, die sich nicht auf andere Ursachen zurückführen lassen, immer auch die Möglichkeit einer Craniomandibulären Dysfunktion einzubeziehen. Der spezialisierte Zahnarzt kann sie mit hoher Wahrscheinlichkeit feststellen oder ausschließen. Er ist dabei auf die Mithilfe des Patienten angewiesen, der selbst die beste Auskunft über seine Beschwerden geben kann. Der Patient kann bei dieser Suche jedoch nur dann wirklich hilfreich sein, wenn er auch selbst einen Überblick über die Zusammenhänge zwischen den Funktionen seines Körpers und den auftretenden Symptomen hat. Hierbei hilft die vorliegende Publikation: Sie ist weder eine Anleitung zur Selbstdiagnose noch ersetzen die in ihr enthaltenen Hinweise und Ratschläge eine richtige Therapie. Sie gibt Patienten die Möglichkeit, Anhaltspunkte auf eine Craniomandibuläre Dysfunktion zu finden und dem Spezialisten die richtigen Hinweise zu geben, sie hilft bei der Eingrenzung der Symptome auf eine Craniomandibuläre Dysfunktion und orientiert über die heutigen Maßnahmen und Möglichkeiten in Diagnostik und Therapie. Allgemeine Hinweise helfen außerdem, die Therapieschritte bestmöglich zu unterstützen und zu ergänzen.

Fachbereiche, die bei einer CMD-Therapie interdisziplinär zusammenarbeiten können
So wichtig wie bei der Diagnostik ist es auch bei der Behandlung einer Craniomandibulären Dysfunktion, verschiedene Fachrichtungen hinzuzuziehen. Nur im Zusammenwirken verschiedener Disziplinen lassen sich hier Erfolge erzielen. Hierbei spricht man von Co-Therapie. Bei der sogenannten Co-Therapie ist ein Arzt der Behandlungsleiter innerhalb der zusammenarbeitenden Disziplinen. Dies ist meistens der auf Funktions- beziehungsweise Kiefergelenktherapie oder Craniomandibuläre Dysfunktion spezialisierte Zahnarzt, wenn die Beschwerden vom Kausystem verursacht werden.

Allgemeinmediziner Der Hausarzt ist in der Regel jener Arzt, welcher seinen Patienten sehr gut einschätzen kann. Er kennt seine Krankengeschichte, die Medikamente, die er einnimmt, und seine soziale Situation. Er ist das Bindeglied zwischen verschiedenen Fachärzten und behält den Patienten in seiner Gesamtheit im Blick. Bei Routineuntersuchungen begutachtet er auch meist den Mund/Rachenraum und überweist bei Bedarf zum Zahnarzt weiter.

HNO-Facharzt Viele Patienten mit Kiefergelenksschmerzen suchen einen HNO-Facharzt auf, da sie glauben, Ohrenschmerzen zu haben. In der Tat sind das Kiefergelenk und der äußere Gehörgang räumlich so nah beieinander, daß eine

Unterscheidung zwischen Kiefergelenks- und Ohrenschmerzen subjektiv für den Patienten oft nicht möglich ist. HNO Fachärzte können zuverlässig eine Ursache im HNO-Bereich ausschließen und im Fall eines Verdachts auf eine Craniomandibuläre Dysfunktion zum spezialisierten Zahnarzt/Kieferorthopäden verweisen.

Homöopath Viele Patienten lassen sich als Ergänzung zur klassischen Schulmedizin gerne homöopathisch behandeln. Die Studienlage zur physiologischen Wirkung der Homöopathie bietet aus wissenschaftlicher Sicht Grund zur Skepsis. Andererseits kann alles, was nicht schadet und dem Patienten hilft, als sinnvoll angesehen werden: Gerade im Zusammenhang mit Craniomandibulärer Dysfunktion gibt es seelische Krankheitsfaktoren, die sich über einen entsprechenden Zugang durchaus lösen lassen.

Internist/Rheumatologe Kiefergelenksbeschwerden treten nicht selten als ein Symptom einer rheumatischen Erkrankung auf. Hier ist die Zusammenarbeit von Zahnarzt und Rheumatologen von größter Wichtigkeit, da der Rheumatologe mit dem Einsatz antirheumatischer Medikamente (Schmerzmittel, Kortikoide, Biologika usw.) die Symptome der Arthritis stark lindern oder sogar verschwinden lassen kann.

Kieferchirurg Ist eine Kieferfehlstellung mitursächlich für die Beschwerden des Patienten, so kann es ein Therapieansatz sein, die Zahn- und Kieferfehlstellung zu korrigieren. Hierzu arbeitet der Kieferorthopäde, welcher die Zahnspangenbehandlung durchführt, mit einem Kieferchirurgen zusammen, welcher eine operative Korrektur der Kieferfehlstellung durchführt. Außerdem haben sich manche Kieferchirurgen auf die Operationen des Kiefergelenkes spezialisiert. Darunter fallen zum Beispiel die Repositionierung einer verrutschten Knorpelscheibe (Diskus articularis), ferner Operationen von Brüchen im Bereich des Gelenks oder auch Spülungen des Gelenks (Lavage) zur Behandlung eines akuten Entzündungsgeschehens.

Kieferorthopäde Viele Kieferorthopäden sind auch auf die Behandlung von Kiefergelenksproblemen und CMD-Symptome geschult. Da eine korrekte Zahnstellung das Risiko für ein Auftreten von Kiefergelenksproblemen vermindert, kann eine Zahnspangenbehandlung eine Therapiemöglichkeit der CMD-Symptome darstellen. Auch Behandlungen mit Aufbißschienen werden oft von Kieferorthopäden durchgeführt (siehe Kapitel Schienentherapie).

Logopäde Das muskuläre Gleichgewicht im Mund- und Kieferbereich ist nicht nur für den Kauvorgang, sondern auch für die Lautbildung und das Schlucken von Bedeutung. Der Logopäde kann behilflich sein, dem Patienten bestimmte Gewohnheiten wie „Zungenpressen" (Zunge gegen die Zähne pressen) oder Lippenbeißen abzugewöhnen und damit zu einer harmonischeren Muskelfunktion im Kauorgan zu finden.

Neurologe Kieferschmerzen können verschiedenste Ursachen haben, manche liegen im neurologischen Bereich, etwa bei einer Trigeminusneuralgie. Der Trigeminusnerv ist einer der Hauptnerven im Kieferbereich. Er kann mitunter ohne erkennbaren Grund im Rahmen einer Neuralgie sehr starke Schmerzen im Gesicht oder im Bereich des Kiefers auslösen. In einem solchen Fall ist der Neurologe der richtige Ansprechpartner.

Orthopäde Erkrankungen und Fehlstellungen der Wirbelsäule können sich über die Halswirbelsäule bis in den Nacken und das Kiefergelenk beziehungsweise das Kauorgan übertragen. Um im Rahmen einer Craniomandibulären Dysfunktion eine Beteiligung der Wirbelsäule zu diagnostizieren und zu behandeln, ist die Zusammenarbeit mit dem Orthopäden unerläßlich.

Osteopath Der Osteopath setzt manuelle Techniken ein, um (Energie-) Blockaden im Körper des Patienten zu lösen und damit die zuvor beeinträchtigten Selbstheilungskräfte wieder zu steigern. Diese komplementärmedizinische Behandlungsform steht wissenschaftlich auf wackeligen Beinen, kann aber zum Wohlbefinden des Patienten beitragen und durch das Lösen von Blockaden schmerzhafte Verspannungen lindern.

Physiotherapeut Die Physiotherapie stellt eine der wichtigen Säulen in der Behandlung von CMD-Patienten dar. Der Physiotherapeut hat exakte Kenntnisse über die Muskelanatomie und setzt diese ein, um die erhöhte Muskelspannung von CMD-Patienten mit manualtherapeutischen Maßnahmen und Übungsanleitungen für den Patienten gezielt zu regulieren.

Psychotherapeut CMD-Symptome sind über Jahre oft latent vorhanden und können bei vermehrtem Stress oder plötzlichen Schicksalsschlägen akut werden. Hier ist die begleitende Behandlung vom Psychotherapeuten sehr hilfreich.

Schmerztherapeut Bestehen Schmerzen über einen längeren Zeitraum, so drohen sie chronisch zu werden. Selbst wenn die Schmerzursache vielleicht schon beseitigt ist, sind die Nervenbahnen derart auf „Schmerz" eingestellt, daß sie weiterhin Schmerzsensationen senden. In einem solchen Fall kann der Schmerztherapeut gezielt helfen.

Zahnarzt Der Zahnarzt ist neben dem Kieferorthopäden eine der Hauptansprechpersonen, wenn es um Craniomandibuläre Dysfunktion geht. Er kann die Zusammenhänge zwischen der Zahnstellung, der Beschaffenheit des Kiefergelenkes und der Symptome der Patienten beurteilen. Er wird die Therapie koordinieren und den Patienten zu den jeweiligen Spezialisten aus anderen Fachbereichen überweisen.

Zahntechniker Der Zahntechniker leistet mit der Herstellung der Aufbißschienen einen sehr wertvollen Beitrag im Rahmen der CMD-Behandlung. Einige von ihnen sind auf die Anfertigung von CMD-Schienen spezialisiert. Die Fertigkeiten des Zahntechnikers sind auch gefragt, wenn es darum geht, das Gebiß des Patienten hochwertig zu sanieren. CMD-Symptome können durch fehlende, gekippte oder in der Höhe verminderte Zähne mitverursacht werden. Eine umfassende Sanierung eines solchen „dekompensierten" Gebisses ist nur durch enge Zusammenarbeit zwischen Zahnarzt, Zahntechniker und Patient möglich. (Abb. 1.3 und 1.4).

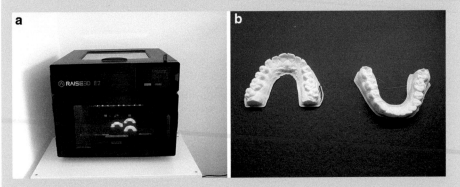

Abb. 1.3 Exakte Zahnmodelle aus dem 3D-Drucker mit Scanner-Daten bilden die Grundlage um individuelle Schienen herstellen zu können. (c) Alexander Glück

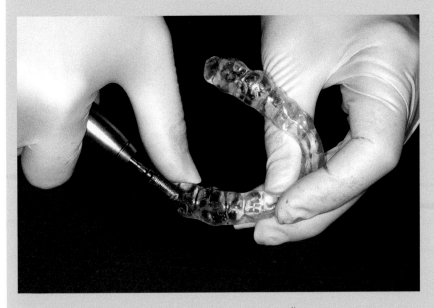

Abb. 1.4 Eine CMD-Schiene wird angepaßt. (c) Viviane Österreicher

Was hat es mit der Craniomandibulären Dysfunktion (CMD) auf sich?

2

Inhaltsverzeichnis

CMD ist eine Funktionsstörung zwischen den Kiefergelenken, der Kaumuskulatur und den Zähnen. Sie tritt in verschiedenen Erscheinungsformen auf, ihre Symptome werden oft gar nicht als Erkrankung empfunden. Manchmal sind die Symptome der Craniomandibulären Dysfunktion stark ausgeprägt und nicht auf Schmerzen oder Verspannungen beschränkt. Manche Fälle werden von starkem Zähneknirschen und der Abrasion des Zahnschmelzes dominiert. Einseitige starke Kopfschmerzen und Tinnitus gehören ebenfalls zu den Symptomen. Ihre Erforschung ist ein relativ junges Gebiet der Zahnheilkunde. Ihr Gegenstand ist die gegenseitige Beeinflussung einer Fehlfunktion des Unterkiefers und beteiligter Gelenke oder Muskeln in beiden Richtungen.

cranium = Kopf

mandibula = Unterkiefer (Abb. 2.1)

Dysfunktion = Fehlfunktion.

Kurz gesagt, paßt bei vielen Menschen, welche an einer Craniomandibulären Dysfunktion leiden, die Zahnsituation (Zusammenbiß) nicht zur Situation der Kiefergelenke. Oft wird dieser Unterschied kompensiert: das Kauorgan „merkt sich", wie die
Zähne zusammenpassen, und der Unterkiefer wird durch Muskelspannung permanent
in einer für den Zusammenbiß günstigen Position gehalten. In diesem Fall treten
keine oder kaum beachtete Beschwerden in Erscheinung. Unter Streß ist jedoch eine
Dekompensation möglich, die wie bei den Fällen, in denen keine Kompensation gegeben
ist, zu einer Vielzahl von Problemen führen kann.

Die Bezeichnung „craniomandibulär" bezieht sich auf den Entstehungsort der
Störung zwischen dem Cranium (Schädel) und der Mandibula (dem Kiefer). Hier laufen
die sehr komplexen Vorgänge des Kauens und Sprechens ab, an ihnen sind der Ober-
und der Unterkiefer, die Gelenke sowie die Kaumuskulatur beteiligt. Die Fehlfunktion
dieses Systems (Dysfunktion) ist die Ursache für die Beschwerden. Sie muß zunächst
disgnostiziert und dann nach Möglichkeit behoben werden.

Zu den Symptomen einer Craniomandibulären Dysfunktion können ganz verschieden-
artige Beschwerden gehören, die oftmals eine Odyssee an Arztbesuchen zur Folge hat,

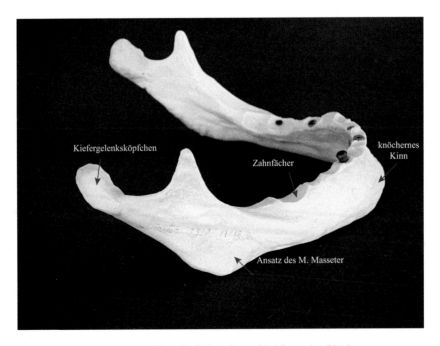

Abb. 2.1 Modell eines zahnlosen Unterkieferknochens. (c) Alexander Glück.

ehe die korrekte Diagnose gefunden wird. Denn wer denkt bei Kopf- oder Rückenschmerzen schon an eine Fehlfunktion des Kauapparats?

Es ist deshalb wichtig, bei den folgenden Beschwerden auch eine CMD-Abklärung zu
erwägen:

- Unklare Schmerzen und Verspannungen im Gesicht, Kopf, Kiefergelenk, Nacken,
  Schultern oder Rücken
- Schluckbeschwerden
- Schmerzen oder Knacken im Ohr, besonders beim Kauen, Tinnitus, Schwindelanfälle
- Veränderung der Mundöffnung
- Zahnschmerzen, lockere oder abgeschliffene Zähne
- Taubheitsgefühle in den Armen oder Fingern, Knieschmerzen

Das häufigste und verbreitetste CMD-Symptom ist ein Spannungskopfschmerz vom
Hinterkopf bis in den Nacken- oder Schulterbereich. Ein Hinweis auf Craniomandibuläre
Dysfunktion kann auch darin liegen, daß bisherige, konventionelle Behandlungs-
methoden wirkungslos geblieben sind und selbst Mediziner keine Erklärung für die
Beschwerden gefunden haben. In solchen Fällen kann Craniomandibuläre Dysfunktion
die Ursache sein (muß es aber nicht). Bei einem einschlägig ausgebildeten Kieferorthopäden oder Zahnarzt kann man abklären lassen, ob eine Craniomandibuläre Dysfunktion
vorliegt. Das erste Screening umfaßt meist folgende Punkte:

- Mundöffnung: der Kieferorthopäde /Zahnarzt bittet den Patienten den Mund langsam
  zu öffnen. dabei achtet er auf eventuelle Mundöffnungseinschränkungen, auf asymmetrische Bewegungen des Unterkiefers während der Öffnung und auf Geräusche der
  Kiefergelenkes
- Untersuchung der Kaumuskeln: die Kaumuskeln (der Massetermuskel, der Schläfenmuskel), die Mundbodenmuskeln und die Nackenmuskulatur werden abgetastet und
  auf Verspannungen hin untersucht
- Untersuchung der Mobilität der Halswirbelsäule.
- Eine klinische und manuelle Funktionsanalyse erlaubt weiterreichende Aussagen
  über das Zusammenspiel der Komponenten des Schädel-Kiefer-Systems. Auch diese
  Untersuchung kommt ohne technische Geräte aus. Möglicherweise wird jedoch noch
  eine weitergehende Funktionsanalyse notwendig sein, bei der dann auch Technik eingesetzt wird, beispielsweise ein Artikulator (Kausimulator) oder bildgebende Verfahren wie Röntgen- oder Magnetresonanzaufnahmen.

Kurzum: Ob man eine Craniomandibuläre Dysfunktion hat oder nicht, kann mit ziem-
lich großer Sicherheit festgestellt werden. Die Untersuchung tut nicht weh, braucht
aber etwas Zeit, weil sie auch Fragen nach der Lebensweise, nach Streßfaktoren usw.
einschließt. Eine Form der Behandlung kann in der Anpassung einer speziellen Schiene
für die Nacht liegen, die schon bald die Beschwerden lindert. Außerdem werden

Diagnose und Therapie in Zusammenarbeit mit anderen Fachleuten entwickelt, also zum Beispiel mit dem klassischen Orthopäden. Man sollte allerdings wissen, daß die CMD-Untersuchung keine Kassenleistung ist. Auch hier haben wir ein Beispiel für die schon im Zusammenhang mit Wurzelbehandlungen erwähnte Tatsache, daß die Medizin auf dem aktuellen Stand mehr kostet als die Minimalversorgung im Kassensystem. Aber wenn man dadurch Beschwerden los wird, die man andernfalls jahrelang mit sich herumträgt, ist das Geld gut angelegt.

Gut zu wissen: Craniomandibuläre Dysfunktion besteht darin, daß Zahn- und Kiefergelenksystem nicht zueinander passen, was zu einer Verspannung der beteiligten und benachbarten Muskeln führt, um die falsche Kieferposition auszugleichen. Ursachen können Zahnfehlstellungen und psychische Belastungen sowie das Knirschen (Bruxismus) sein. Auch können Haltungsschäden, Beckenschiefstand und lange zurückliegende Unfälle zu einer CMD führen. Körperliche und seelische Faktoren (Streß) wirken sich auf Entstehung und Verlauf der Craniomandibulären Dysfunktion aus. Betroffen sind davon etwa 20 % der Bevölkerung, die besonders beanspruchte Altersgruppe zwischen 40 und 50 Jahren bildet einen Schwerpunkt.

Mit dem Begriff Craniomandibuläre Dysfunktion bezeichnet man eine Funktionsstörung zwischen den Kiefergelenken, der Kaumuskulatur und den Zähnen. „Cranium" steht dabei für den Schädel ohne Unterkiefer, „mandibula" für den Unterkiefer und „Dysfunktion" für Fehlfunktion. (Abb. 2.2). Als Abkürzung für die Craniomandibuläre Dysfunktion wird CMD verwendet. Sie tritt in unterschiedlicher Intensität

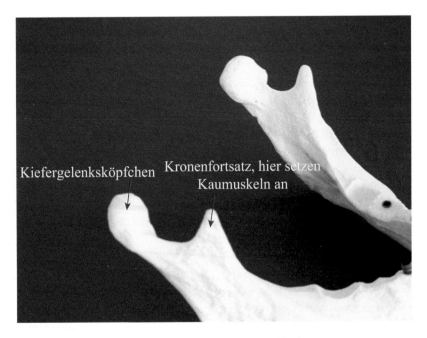

Abb. 2.2 Der Gelenkbereich des Unterkiefers. (c) Alexander Glück

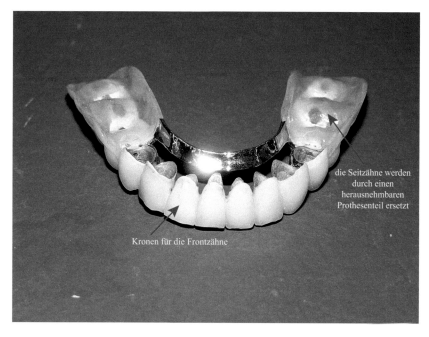

die Seitzähne werden durch einen herausnehmbaren Prothesenteil ersetzt

Kronen für die Frontzähne

Abb. 2.3 Zahnersatz: Teilprothese für den Unterkiefer. (c) Alexander Glück

und verschiedenen Erscheinungsformen auf, ihre Symptome werden oft gar nicht als Erkrankung empfunden. Es gibt andere Fälle, wo die Symptome der Craniomandibulären Dysfunktion stark ausgeprägt sind und nicht auf Schmerzen oder Verspannungen beschränkt sind. Manche Patienten können den Mund kaum richtig öffnen oder schließen, dabei kann eine Kieferklemme (= der Patient kann den Mund nicht öffnen) auftreten. Andere Fälle werden von starkem Zähneknirschen und der Abrasion des Zahnschmelzes dominiert. Einseitige starke Kopfschmerzen und Tinnitus gehören ebenfalls zu den Symptomen einer Craniomandibulären Dysfunktion.

Die Erforschung der Craniomandibulären Dysfunktion ist ein relativ junges Gebiet der Zahnheilkunde. Trotzdem ist die Erkrankung schon etwas länger bekannt, früher wurde sie als Myoarthropathie (Erkrankung von Kaumuskeln oder Kiefergelenk), orofaziale Funktionsstörung, myofasziales Schmerzsyndrom oder mandibuläres Dysfunktionssyndrom bezeichnet. Immer war damit die gegenseitige Beeinflussung einer Fehlfunktion des Unterkiefers und beteiligter Gelenke oder Muskeln gemeint – in beiden Richtungen. Heute spricht man dabei von einer aufsteigenden oder absteigenden Belastung. Der Grund für dieses Zusammenspiel in zwei Richtungen liegt in dem System, das es dem Körper erlaubt, Fehlfunktionen innerhalb gewisser Grenzen auszugleichen, zu kompensieren: Vom Kopf bis in den Beckenbereich sind die Gelenke durch Nerven miteinander verbunden, die dafür zuständig sind, über Reizsignale einen Ausgleich herbeizuführen. Diese Reizsignale sind es auch, die bei der Fehlbelastung eines

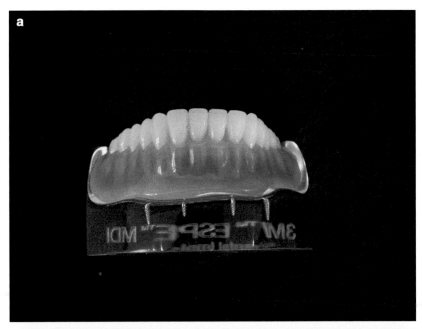

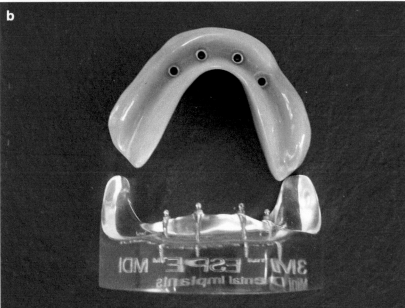

Abb. 2.4 Vier Implantate reichen für einen festen Sitz dieser Prothese. (c) Alexander Glück

Gelenks als Schmerzen in einem anderen Bereich fühlbar werden. Auf diese Weise kann eine Craniomandibuläre Dysfunktion zu Beschwerden im Bereich der Lendenwirbelsäule führen, umgekehrt kann sich eine Fehlstellung der Wirbelsäule in Beschwerden im Kieferbereich niederschlagen.

Die Gesundheit der Zähne, der Kiefer und des gesamten Kauorganes ist für das Wohlbefinden jedes einzelnen Menschen von größter Wichtigkeit. Die Aufnahme von Essen ist überlebenswichtig, eine weitere Funktion, das Sprechen, dient der Kommunikation mit der Umwelt. Das Zerkleinern und Schmecken der Nahrung ist für uns Menschen ein lustvoller Vorgang, welcher nicht nur der reinen Nahrungsaufnahme und damit dem Überleben dient, sondern ein großes Stück Lebensqualität bedeutet. Zudem ist die Ästhetik der Zähne und des eigenen Lächelns in Zeiten gesteigerter Selbstdarstellung – Stichwort Soziale Medien – in den letzten Jahren immens gestiegen. Wenn eine Störung innerhalb des Kauorgans vorliegt, so ist der Mensch in einem sehr sensiblen Bereich seines Wohlbefindens getroffen.

2.1 Aufbau des Kauorgans

Das Kauorgan besteht aus mehreren Teilen. In dem folgenden Kapitel werden die anatomischen Grundlagen und Zusammenhänge des Kauorgans erklärt.

2.1.1 Der Zahn

Das vollständige Gebiß eines erwachsenen Menschen besteht aus 32 Zähnen. Der Zahn ist Teil des Organismus und mit dessen gesundheitlichem Zustand eng verbunden. Der Zahnschmelz ist das härteste Material, das von Organismen gebildet wird. Der Zahnschmelz des Menschen erreicht „nur" die Härte 5 auf der Mohs-Skala und steht damit auf einer Stufe wie etwa der Opal. Mäusezähne kommen mit ihrem Härtegrad von 9,6 schon sehr dicht an die Härte des Diamanten heran. Zum Vergleich: Ein Zahnersatz aus Vollkeramik (Zirkoniumdioxid) weist eine Mohs-Härte von 7,5 auf und ist damit deutlich härter als der ursprüngliche Zahn.

Der Zahn besteht aus der Zahnkrone, dem Zahnhals und der Zahnwurzel. Sichtbar ist beim gesunden Zahn nur die äußere Schicht, der Zahnschmelz. Darunter liegt das Zahnbein (Dentin), das etwas weicher und schmerzempfindlich ist, und ganz im Innern das Zahnmark (Pulpa), welches Nerven, Blut- und Lymphgefäße enthält. Die Wurzel wird von Zahnzement und Wurzelhaut umschlossen. Wenn es um gesunde Zähne geht, ist damit in der Regel ein intakter Zahnschmelz gemeint, aber es gibt auch Schädigungen des Zahnhalses und des Halteapparats der Zähne. Der Zahnschmelz besteht nahezu vollständig aus dem Mineral Hydroxylapatit, das seinerseits aus Calcium und Phosphat aufgebaut ist.

Die Hauptmasse des Zahnes besteht aber aus dem Zahnbein (Dentin). Auch diese Substanz besteht aus Calcium und Phosphat, allerdings zu einem Drittel auch aus Eiweiß und Wasser. Folglich ist Dentin weicher und anfälliger als der Zahnschmelz, desweiteren ist es schmerzempfindlich gegenüber Hitze, Kälte und Berührung. Im Dentin befinden sich winzige Kanäle, die im Bereich des Zahnhalses bis an die Oberfläche reichen (und dort durch Pflegemittel mit Hydroxylapatit verschlossen werden können). In diesen Kanälen kommt es zu Flüssigkeitsbewegungen, die dann als schmerzhaft empfunden werden. Gegenüber dem Zahnschmelz ist das Dentin auch wesentlich elastischer. Innerhalb des Dentins liegt das Zahnmark (Pulpa), das von Blutgefäßen und Nerven durchzogen ist. Es ist einerseits für die Reizleitung zuständig, andererseits für die Ernährung des Zahns. Die Pulpa enthält Lymphgefäße, weshalb eine Pulpitis kann auch reversibel sein kann, wenn der Reiz wegfällt (zum Beispiel nach Kariesentfernung und Versorgung mit einer Füllung). Allerdings enthält ein bereits abgestorbener Zahn weder Blut- noch Lymphgefäße und bietet den Bakterien einen Hohlraum, in dem sie sich unkontrolliert vermehren können (Abb. 2.9b).

Das Dentin setzt sich in der Zahnwurzel fort und wird dort vom Wurzelzement umgeben, das vom Material her der menschlichen Knochensubstanz ähnlich ist und die Wurzel elastisch mit dem Kieferknochen verbindet. Jeder Zahn ist einzeln in einem eigenen Zahnfach aufgehängt, der Alveole. An der porösen Oberfläche der Zahnwurzel liegen feine Nervenausläufer, denen wir die Temperatur- und Berührungsempfindlichkeit bei zurückgebildetem Zahnfleisch zu verdanken haben. Am Wurzelzement setzen die parodontalen Fasern an, mit denen die Zähne in der Alveole aufgehängt sind. (Abb. 2.5, 2.6, 2.7 und 2.8).

Der Mensch bekommt im Normalfall 20 Milchzähne und im Zuge des Zahnwechsels 32 bleibende Zähne, gelegentlich sind jedoch einzelne Zähne nicht angelegt. Seltener

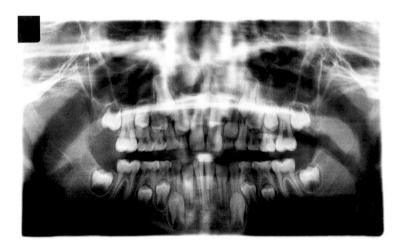

Abb. 2.5 Panoramaaufnahme eines Achtjährigen im Zahnwechsel. (c) Alexander Glück

Abb. 2.6 Deutlich ist zu erkennen, wie die bleibenden Zähne nachrücken. (c) Alexander Glück

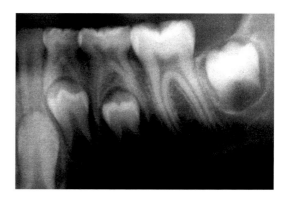

Abb. 2.7 Auf der anderen Seite die gleiche Situation. (c) Alexander Glück

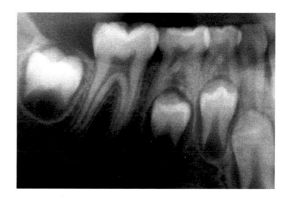

Abb. 2.8 Hier ist die Symmetrie des Vorgangs sehr gut zu sehen. (c) Alexander Glück

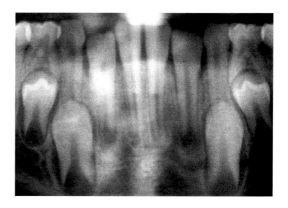

tritt eine Überzahl von Zähnen auf. Für deren eindeutige Benennung hat man sich international auf das Nummernsystem des FDI-Zahnschemas festgelegt. Dabei hat jeder Zahn seine eigene Nummer, die sich aus der Ziffer 1 bis 4 für den Quadranten des Gebisses und 1 bis 8 für die Position des Zahns innerhalb dieses Quadranten zusammensetzt.

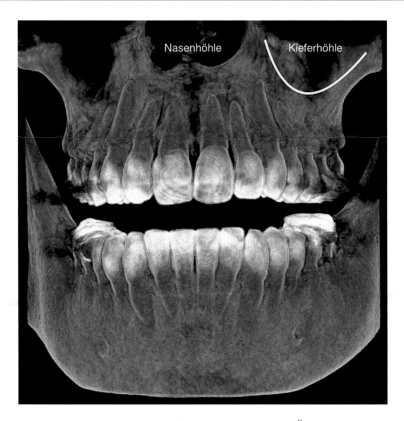

Abb. 2.9 Vollständiges Zahnsystem beim Erwachsenen. (c) Viviane Österreicher

Das menschliche Gebiß wird in 4 Quadranten eingeteilt, wobei der (jeweils vom Patienten aus gesehen) obere rechte Quadrant die Nummer 1 hat, der obere linke die Nummer 2, der untere linke die Nummer 3 und der untere rechte die Nummer 4. In jedem Quadranten werden die Zähne von vorne nach hinten durchgezählt. So tragen die mittleren Schneidezähne jeweils die Nummer 1 und die letzten Zähne jeder Reihe, die Weisheitszähne, die Nummer 8. Der Zahn 4 8 (gesprochen: vier – acht) ist dann der untere rechte Weisheitszahn. (Abb. 2.9).

Der gesunde Zahn leistet eine Menge: Er zerteilt und zerkleinert die Nahrung und macht sie dadurch für den Menschen überhaupt erst verwertbar. Er sorgt aber auch, sofern er richtig steht, für den richtigen Zusammenbiß der Kiefer und wirkt durch eine gleichmäßige Beanspruchung des Kiefers einer Zurückbildung des Kieferknochens entgegen. Der Zahn ist in der Lage, Temperaturunterschiede wahrzunehmen, er meldet dadurch außergewöhnliche Eigenschaften der Nahrung ans Gehirn. Hierfür ist der Zahn nicht nur mit dem Zahnnerv ausgestattet, über den er an das Nervensystem angeschlossen ist, sondern auch mit einem höchst empfindlichen inneren Bereich, der Pulpa, die normalerweise fest vom Zahnschmelz und vom Zahnbein (Dentin)

umschlossen ist und daher lediglich diejenigen Reize weitermeldet, die zu ihr durch-
dringen.

Abb. 2.9 b Aus Spalek 2019. (Spalek M (2019) Anatomie der Zähne. In: M. Motzko,
M. Weinert, U. Albrecht (Hrsg.), Kiefergelenk und Kaustörungen. Springer, Berlin
Heidelberg, S 10)

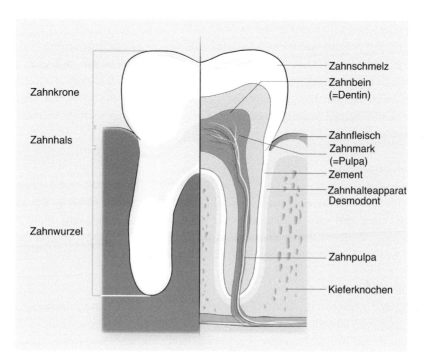

2.1.2   Der Kiefer

Die Zähne befinden sich, gehalten von Bindefasern und umfaßt vom schützenden Zahnfleisch, in den Kieferknochen. Der Oberkiefer ist fest mit dem Schädel verbunden. In
seinem Inneren verlaufen unterschiedliche Gefäße und Nerven, welche die Zähne und
das Zahnfleisch versorgen. Der Unterkiefer ist beweglich und über das Kiefergelenk mit
dem Schädel verbunden.

Ist schon der Zahn für sich genommen eines der erstaunlichsten Gebilde des menschlichen Körpers, so steht dem das Kiefersystem kaum nach. Der Unterkiefer und sein
komplexes Gelenk befähigen uns zur Nahrungsaufnahme und zum Sprechen – ohne
dieses System könnten wir keine höher entwickelten Gedanken äußern und nicht
kooperieren, wir hätten uns nicht als Gesellschaft organisieren können, hätten kaum
Fortschritt und keine Kulturstufe erreicht. Mehr noch: Form und Größe des Unterkiefers

entscheiden wesentlich über die Physiognomie; von ihnen hängt ab, ob wir als markant oder zurückhaltend eingeschätzt werden – dies wirkt sich auf unser Selbstbewußtsein aus. Der Mund- und Kieferbereich ist aber auch jener Teil des Kopfs, über den der Mensch seine unmittelbaren Lebensäußerungen vollzieht. Viele Genußmittel setzen hier an (Getränke, Rauchen, Süßigkeiten), hier sind auch emotionale Äußerungen (vom Kompliment bis zum Küssen) zuhause. Wenn es einen Bereich gibt, wo sich das Menschsein bündelt, dann ist er hier.

Auch wenn sich bei der Betrachtung des Kiefersystems das Philosophische geradezu aufdrängt, lassen sich seine Funktionszusammenhänge am besten mit einer physiologischen Perspektive erkunden. Denn wie sich in den verschiedenen Kapiteln dieses Buches zeigt, ist der Kieferbereich wesentlich an der gesundheitlichen Gesamtverfassung des Menschen beteiligt, indem seine Fehlfunktion eine Vielzahl an körperlichen Beschwerden auslösen kann.

Die Kiefermuskeln

Sie sorgen für eine stabile Lage des Unterkiefers und für koordinierte Bewegungsabläufe beim Kauen, Schlucken und Sprechen. Der wichtigste von ihnen ist der Musculus masseter, einer der vier Kaumuskeln der Säugetiere. Er ermöglicht nicht nur den Kieferschluß, sondern darüber hinaus auch Seitwärts- und Längsbewegungen des Unterkiefers, wodurch ein Zermahlen der Nahrung möglich ist.

Der Trigeminusnerv

„Trigeminus" bedeutet im Wortsinne „Drilling", was damit zusammenhängt, daß er sich in drei Äste aufteilt, nämlich den Augenast (Nervus ophtalmicus, dieser teilt sich wiederum in den Nervus frontalis, den Nervus lacrimalis und den Nervus Nasociliaris), den Oberkieferast (Nervus maxillaris mit den drei Ästen Nervus zygomaticus (Jochbeinnerv), Nervus palatini und Nervus infraorbitalis) sowie den Unterkieferast (Nervus mandibularis mit Kaumuskelästen sowie dem Nervus buccalis, dem Nervus auriculotemporalis, dem Nervus Lingualis und dem Nervus alveolaris inferior im Unterkieferknochen). Es handelt sich hierbei um den bei Craniomandibulärer Dysfunktion am häufigsten betroffenen Nerv.

2.1.3   Das Kiefergelenk

Das Kiefergelenk gehört zu den komplexesten Gelenken des menschlichen Körpers. Es kann neben einer reinen Drehbewegung (Scharniergelenk) auch eine Bewegung nach vorne beziehungsweise zur Seite durchführen. Diese mannigfaltigen Möglichkeiten der Bewegung sind bedingt durch besondere anatomische Gegebenheiten, unter anderem die Anwesenheit einer Knorpelscheibe, welche das Gelenk in zwei Teile unterteilt. Der obere Teil besteht aus der Knorpelscheibe und der Schädelbasis, der untere besteht aus der Knorpelscheibe und dem Unterkieferköpfchen, welches eine walzenförmige

Oberfläche hat. Diese ermöglicht eine Drehbewegung, die sich während der ersten zwei Zentimeter der Mundöffnung abspielt. Darüber hinaus gleitet der Unterkiefer-Kopf mit Knorpelscheibe in einer linearen Bewegung nach vorne. (Abb. 2.2)

Diese komplexen Bewegungsabläufe des Kiefergelenks sind ein Ergebnis des Zusammenspiels der anatomischen Gegebenheiten des Kiefergelenks, der Tätigkeit der Kaumuskeln und der Form und Stellung der Zähne. Die korrekte Stellung der oberen und unteren Frontzähne spielt dabei eine große Rolle. Ein normaler Überbiß, also das Überlappen der oberen Zähne über die unteren, und eine normale Frontzahnstufe (Abstand der oberen und unteren Schneidezähne voneinander) sorgen dafür, daß der Unterkiefer bei seinen verschiedenen Bewegungen durch die Zähne korrekt geführt wird. Das schützt das Kiefergelenk vor Überlastung. Die korrekte Höhe der Backenzähne ist zudem wichtig für die richtige Abstützung des Kiefergelenkes. Geht die Höhe der Zähne mit der Zeit verloren, etwa durch Zähneknirschen oder aufgrund zu niedriger Füllungen, oder ist der Überbiß der Zähne nicht gegeben, so fehlt dem Kiefergelenk die richtige Abstützung und es können Beschwerden im Gelenk auftreten.

2.2   Umgebung des Kauorgans

In unmittelbarer Nähe zum Kauorgan befinden sich noch weitere Strukturen, welche sich gegenseitig beeinflussen:

2.2.1   Das Ohr

Die unmittelbare Nähe des Kiefergelenks zum Ohr hat zur Folge, daß Geräusche, welche vom Kiefergelenk ausgehen, vom Patienten unverhältnismäßig deutlich wahrgenommen werden. Dies wiederum kann den Patienten stark beunruhigen, obwohl zum Beispiel ein bloßes Knacken kein behandlungswürdiges Symptom darstellt. Durch die enge Lagebeziehung zwischen Ohr und Kiefergelenk kann es aber auch sein, daß es dem Patienten schwerfällt, seine Beschwerden zu lokalisieren. Viele Patienten suchen zunächst den Kontakt zum Hals-Nasen-Ohren-Arzt, weil sie annehmen, sie hätten Ohrenschmerzen, wobei tatsächlich die Schmerzen ihre Ursache im Kiefergelenk haben. Zum anderen können akute Kiefergelenks- beziehungsweise CMD-Beschwerden auch einen Tinnitus oder Schwindelanfälle zur Folge haben, welche im Innenohr entstehen. Die Zusammenarbeit zwischen Zahnarzt und HNO-Arzt erleichtert die rasche Diagnosefindung.

2.2.2   Die Nase

Die Nasennebenhöhlen befinden sich in unmittelbarer Nähe zu den Wurzeln der Oberkieferbackenzähne. Entzündungen der Zähne können zu Nasennebenhöhlenentzündungen führen und umgekehrt. (Abb. 2.9).

2.2.3   Die Wirbelsäule

Rücken- und Nackenschmerzen gehören seit Jahren zu den weitverbreiteten Volkskrankheiten. Bewegungsmangel, langes Sitzen, das Arbeiten am Computer und der ständige Blick auf das Mobiltelephon, meist in vorgeneigter, „krummer" Körperhaltung, fordern ihren Tribut. Die schwache Muskulatur ist nicht mehr in der Lage, Haltungsfehler zu kompensieren, und es kommt zu schmerzhaften Verspannungen der Muskulatur. Die Verspannungen der Rücken- und Halswirbelsäulenmuskulatur können sich auch bis in die Kiefermuskulatur fortziehen und hier Beschwerden auslösen. Manche Menschen neigen in Streßphasen dazu, die Schultern permanent hochzuziehen und den Kopf nach vorne zu strecken (Schildkrötenhaltung). Auch dieser Spannungszustand kann sich bis in die Kaumuskeln auswirken. Auch das ständige Zusammenpressen der Zahnreihen führt zu einer Überbeanspruchung der Kaumuskeln und zu schmerzhaften Verspannungen. Es kann durch den hohen Druck auf die Zähne auch zu Zahnschäden führen.

2.3   Die Funktion des Kauorgans und ihre Störung

Bei der als Craniomandibulärer Dysfunktion bezeichneten Fehlfunktion handelt es sich um Störungen der normalen Bewegungsabläufe im Bereich des Kauapparats. In vielen Fällen verschieben sich die Gelenkflächen, außerdem kann sich die im Gelenkspalt liegende Knorpelscheibe (Diskus) verlagern, was zu Schmerzen im umliegenden Gewebe führt. Teile des Gelenks können ihre Form verändern. Bei einer Stauchung spricht man von Kontusion, bei einer Streckung von Distraktion.

Beim gesunden Menschen sind das Kiefergelenk, die Zähne, der Zahnhalteapparate und die Muskeln gut aufeinander eingestellt, sie arbeiten harmonisch zusammen. Aus diesem Grund nimmt man es auch nicht richtig wahr, welche Gelenke und Muskeln bei bestimmten Vorgängen wie Essen oder Sprechen eingesetzt werden. In einem Regelkreis werden die Bewegungsabläufe des Kiefergelenks von den Zähnen aus über druck- und schmerzempfindliche Sensoren, die mit dem Gehirn verbunden sind, gesteuert. Dadurch zieht man unvermittelt zurück, wenn man beim Kauen einen Schmerz empfindet – diese Reaktion erfolgt ohne bewußte Steuerung. Dieses Regelsystem ist es übrigens auch, das den Besuch beim Zahnarzt für manche etwas schwierig macht.

Der Kauapparat ist so angelegt, daß beim Zusammenbeißen möglichst viele Kontaktpunkte zwischen den oberen und unteren Zahnreihen geschlossen werden, damit mit möglichst geringem Aufwand die größtmögliche Leistung erzielt wird. Die bestmögliche Verzahnung wirkt sich durch größtmögliche Schonung der Muskeln aus. Es kommt zu keiner Überbelastung der Muskeln oder der Gelenke. Verändert sich aber die Zahnsituation, beispielsweise durch den Verlust eines Zahns, durch eine Veränderung seiner Höhe infolge einer Füllung oder durch Verschiebung von Zähnen, tendieren die anderen Teile des Systems dazu, diese Veränderung auszugleichen, um wieder die höchstmögliche Anzahl an Kontaktpunkten zu finden. Diese Anpassung an die veränderte Situation kann zu einer dauerhaften Fehl- oder Überbelastung eines Muskels oder eines Gelenks führen.

Als mögliche Folgen sind eine erhöhte Muskelspannung, Muskelvergrößerung (Hypertrophie) oder Muskelfehlfunktion denkbar. In diesem Zustand ist das System aus dem Gleichgewicht geraten: Der Aufwand ist nun höher, die Leistung dabei geringer. Im Bereich der Wangen und der Schläfen können Schmerzen auftreten, unter Umständen greifen sie aber auch auf den Schädel- und Nackenbereich über. Diese Übertragung der Schmerzen von den überlasteten Muskeln aus in andere Bereiche des Kopfes oder auch entlegenere Körperregionen wird Schmerzprojektion genannt.

2.3.1 Wenn die Zähne nicht zusammenpassen

Die Zähne eines jeden Menschen passen in einer bestimmten Bißlage am besten aufeinander. Das ist der Biß, den der jeweilige Patient gewohnt ist, bei welchem sich seine oberen und unteren Zähne in einem „maximalen Vielpunktkontakt" befinden, also sich die oberen und unteren Zähne an maximal vielen Stellen berühren.

Der Fachausdruck hierfür heißt Interkuspidationsposition, kurz IKP
Aber nicht nur der Zusammenbiß des Ober- und Unterkiefers hat eine solche Idealposition, sondern auch das Kiefergelenk. Dies ist die Position, in der das Kiefergelenksköpfchen genau in der Kiefergelenkspfanne zu liegen kommt, sich also von den verschiedenen möglichen Gelenkspositionen eher hinten oben befindet.

Der Fachausdruck hierfür heißt retrale Kontaktposition, kurz RKP
Idealerweise stimmen diese beiden Positionen überein. Dann ist die Lage des Unterkiefers diejenige, in der sich die Zähne maximal berühren und die, in der sich das Kiefergelenk wohlfühlt, dieselbe. Kurz: IKP = RKP. Das ist allerdings nicht immer der Fall. Denn einige Menschen müssen den Unterkiefer in eine bestimmte Position schieben, damit die Zähne gut zusammenpassen, und es ist klar, daß dann die RKP nicht mehr gegeben ist. Die Menschen, bei denen dies der Fall ist, haben diese Beißbewegung so sehr automatisiert, daß es ihnen selbst gar nicht mehr auffällt. Der Bewegungsablauf wurde so fest einprogrammiert, daß der Patient automatisch in dieser Position beißt, obwohl das Kiefergelenk gerne anders beißen würde. Dieses Phänomen wird auch Zwangsbiß genannt, da der Unterkiefer durch die Zahnstellung gezwungen wird, in dieser Lage zu beißen. IKP ≠ RKP.

Dieser Unterschied zwischen idealem Zahnbiß und idealem Kiefergelenksbiß bewirkt eine Daueranspannung der Kaumuskulatur, welche ja den Unterkiefer ständig künstlich in einer bestimmten Position halten muß. Diese Anspannung kann zu Verspannungen und zu schmerzhaften Zuständen führen. Es ist nicht auszuschließen, daß diese Spannungszustände sich auch auf benachbarte Muskelgruppen wie Schulter- oder Wirbelsäulenmuskulatur übertragen.

Ein zweites Ursachensystem kommt aus der Übertragung von Streß und innerer Anspannung auf das Kausystem her. Unbewußt wird die emotionale Anspannung als Knirschen oder Zusammenbeißen an die Zähne weitergegeben, wo vielleicht gleichzeitig andere Faktoren der beschriebenen Art hinzukommen. Durch den vermehrten Krafteinsatz im Kauapparat kann die gute Abstimmung dieses komplexen Systems aus der Balance bringen, es kommt zu Muskelverspannungen und falschen Bewegungsabläufen. Die ständige Anspannung des Kieferbereichs ist vor allem für die beteiligten Muskeln strapaziös: Normalerweise werden sie nur beim Kauen und Schlucken aktiv und können sich in der übrigen Zeit entspannen. Jetzt aber fallen diese wichtigen Erholungsphasen weg, die Muskeln sind unter Dauerspannung.

Durch die beschrieben Schmerzprojektion können Störungen in Körperbereichen auftreten, die augenscheinlich in keiner Beziehung zum Kauapparat stehen. In diesem Fall spricht man von absteigender Belastung. Der umgekehrte Fall (aufsteigende Belastung) tritt auf, wenn solche Störungen in anderen Bereichen die Ursache für eine Craniomandibuläre Dysfunktion sind. So kann zum Beispiel ein Beckenschiefstand infolge einer Beinlängendifferenz, auch wenn er dort keine Beschwerden macht oder diese bereits therapiert wurden, eine Funktionsstörung des Kauapparats auslösen.

2.3.2   Zahn- und Kieferfehlstellungen als Ursache einer Craniomandibulären Dysfunktion

Es ist auch möglich, daß eine Fehlstellung der Zähne oder des Kiefers zu einer Craniomandibulären Dysfunktion führt. Allerdings kann diese Fehlstellung auch so gut kompensiert werden, daß sie nicht zu Beschwerden führt. In der Regel wird der Zahnarzt oder der Kieferorthopäde auch aus anderen, zum Beispiel ästhetischen Gründen zu einer Korrektur raten. Ebenso ist es aber auch möglich, daß es gerade aufgrund der Korrektur zu einer CMD-Symptomatik kommt – dann nämlich, wenn die Fehlstellung zuvor gut kompensiert war und diese „Eigenkorrektur" nun ins Leere läuft. Aus diesen Gründen ist es sehr wichtig, sich im Zusammenhang mit der Craniomandibulären Dysfunktion auch mit der Möglichkeit eines Fehlbisses aufgrund einer Zahnfehlstellung (dentale Dysgnathie) oder einer Kieferfehlstellung (skelettale Dysgnathie) sowie generell mit den Möglichkeiten der Kieferchirurgie und Kieferorthopädie zu befassen (Abb. 2.10 und 2.11).

In der Kieferorthopädie geht es darum, Fehlbisse zu korrigieren und schiefe Zähne zur begradigen.

Als gute Zahnstellung verstehen die Zahnärzte und Kieferorthopäden ein „orthognates" Gebiß, in welchem.

- die Verzahnung korrekt ist („Klasse I"),
- die Zähne gerade stehen,
- eine Frontzahnstufe von 2–3 mm besteht,

Abb. 2.10   VOR Kiefer OP.
(c) Viviane Österreicher

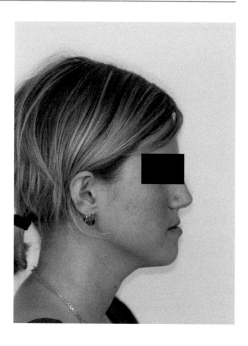

Abb. 2.11   Mit einer
Kieferoperation können
auch größere Fehlstellungen
korrigiert werden. (c) Viviane
Österreicher

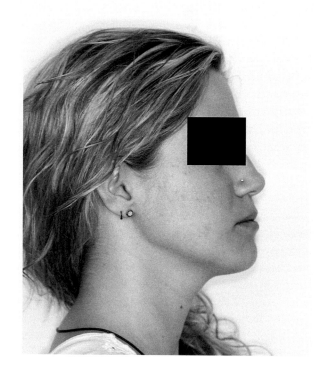

- ein Überbiß (normale Überlappung der Frontzähne) von etwa 3 mm besteht,
- gleichmäßige Kontakte zwischen den oberen und unteren Zähnen bestehen.
- und keine Lücken vorhanden sind.

Die Ursache eines Fehlbisses (Dysgnathie) kann eine Kieferfehlstellung, eine Zahnfehlstellung oder eine Kombination aus beiden sein.

Kieferfehlstellungen

Ober- und Unterkiefer sollten idealerweise in der Breite gut zusammenpassen sowie in ihrer Lage zueinander und in ihrer vertikalen Position harmonieren. Normalerweise liegen die oberen Frontzähne vor den unteren. Ist das Gegenteil der Fall, geht man heute von einem Korrekturbedarf aus.

Der zu schmale Oberkiefer

Hierbei handelt es sich um eine häufige Fehlstellung. Sie hat zur Folge, daß die Zähne im „Kreuzbiß" stehen, also ein Teil der Zähne des Unterkiefers weiter außen steht als die gegenüberliegenden Zähne des Oberkiefers. Der Unterkiefer muß aufgrund des zu schmalen Oberkiefers „auf eine Seite abweichen", damit sich die Zähne zusammenbeißen können. Hierfür gibt es verschiedene Ursachen. (Abb. 2.12).

Eine Ursache kann in der Erbinformation gefunden werden. So wiesen etliche Angehörige des Herrschergeschlechts der Habsburger einen vorstehenden Unterkiefer mit Kreuzbiß im Vorderzahnbereich auf (Progeniker), was vererbbar ist. Eine weitere mögliche Ursache liegt in der Mundatmung. Dabei ist der Mund offen und die Zunge befindet sich nicht am Gaumen. Aufgrund des fehlenden Zungendrucks erhält der Oberkiefer keinen Wachstumsimpuls. Oberkiefer und Nasenboden bleiben in ihrer Entwicklung schmal. In der Folge kommt es nicht nur zu der beschriebenen Zahnfehlstellung, sondern auch zu einer erschwerten Nasenatmung. Auch das zu lange Verwenden eines Schnullers sowie das Daumenlutschen kleiner Kinder werden zu den Ursachen dieser Fehlentwicklung gerechnet. Eine Tragedauer des Schnullers bei Babys über das erste Lebensjahr hinaus erhöht die Wahrscheinlichkeit eines Schmalkiefers, da der Schnuller die Zunge daran hindert, den Gaumen auszufüllen. (Abb. 2.13).

Diese Fehlstellung wird am besten im Alter von etwa 7 bis 9 Jahren therapiert. In diesem Alter sind die beiden Hälften des Oberkiefers noch nicht miteinander verwachsen, in der Mitte des Gaumens befindet sich noch eine Knorpelfuge. Mit einer „Gaumennahterweiterungsapparatur" kann der Oberkiefer gedehnt werden. Typischerweise entsteht während der Dehnung des Oberkiefers wie in Abb. 2.13 ersichtlich ein Spalt zwischen den oberen Schneidezähnen. Dies zeigt an, dass die beiden Hälften des Oberkiefers erfolgreich auseinander bewegt werden. Zwischen den beiden Hälften vergrößert sich die Knorpelfuge, welche in weiterer Folge vom Körper mit Knochen gefüllt wird. (Abb. 2.13, und 2.18). Die Behandlungsdauer bei Kindern beträgt ungefähr ein Jahr. Je jünger der Patient ist, desto stabiler ist das Ergebnis nach der Behandlung. Bei Jugendlichen ist dieses Manöver schon schwieriger beziehungsweise neigt das

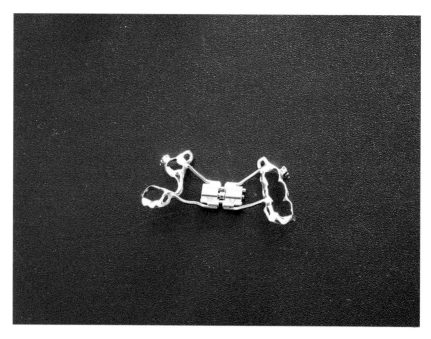

Abb. 2.12 festsitzende Zahnspange zur Erweiterung des Oberkiefers. (c) Alexander Glück

Abb. 2.13 Die eingesetzte festsitzende Zahnspange zur Erweiterung der Gaumennaht. (c) Viviane Österreicher

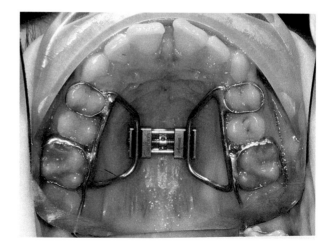

Ergebnis mehr zum Rezidiv, geht also tendenziell wieder in die ursprüngliche Lage zurück. Bei Erwachsenen ist für eine erfolgreiche Korrektur in der Regel eine Operation erforderlich.

Die Unterkieferrücklage

Eine andere relativ häufige Kieferfehlstellung ist die Unterkieferrücklage, auch als „Klasse II" bezeichnet, unter „Klasse I" versteht man eine normale Kiefer- oder Zahn-relation). Das Gesichtsprofil des Patienten erscheint hier oft „vogelartig", oft stehen die oberen und unteren Frontzähne mit einer größeren Frontzahnstufe zueinander. (Abb. 2.20)

Therapie: Im pubertären Wachstumsschub (Mädchen 10–12 Jahre, Jungen 12–14 Jahre) kann durch funktionskieferorthopädische Geräte (herausnehmbare Zahn-spangen) das Unterkieferwachstum angeregt werden. Im Erwachsenenalter kann der Unterkiefer operativ vorverlagert werden. Wird eine mit einigen Umständen verbundene Operation gescheut, kann man diese Fehlstellung auch rein zahntechnisch korrigieren. Hierfür werden zwei Seitzähne des Oberkiefers entfernt und die oberen Frontzähne zurückbewegt.

Die Oberkieferrücklage

Auch der Oberkiefer kann zu weit hinten stehen, zugleich kann der Unterkiefer zu weit vorne stehen, dies muß jedoch nicht zwingend so sein. Hier sprechen Fachleute von einer „Klasse III". Oft stellt sich das bei der Zahnstellung folgendermaßen dar: Die unteren Frontzähne beißen vor den oberen, es besteht ein „frontaler Kreuzbiß".

Therapie: Bei jüngeren Kindern (unter 9 Jahren) kann versucht werden, den Ober-kiefer mittels einer Zahnspange nach vorne zu bewegen. Später ist eine Korrektur durch eine Kieferoperation oder durch eine dentale Kompensation möglich, die beispielsweise im Entfernen von zwei Zähnen des Unterkiefers und der Anpassung einer Zahnspange besteht.

Zahnfehlstellungen

Auch die Fehlstellung einzelner oder einer Gruppe von Zähnen kann zu Irritationen des Kauapparats führen, vor allem, wenn dabei der ideale Zusammenbiß nach und nach unmöglich wird. Die folgende Aufstellung beschreibt die häufigsten Zahnfehlstellungen. Die meisten davon lassen sich am effektivsten mit einer festsitzenden Zahnspange korrigieren. (Abb. 2.14).

Platzmangel (Crowding)

Diese Fehlstellung ist sehr häufig. Unsere Kiefer sind im Laufe der Evolution geschrumpft, die Anzahl der Zähne ist dabei aber gleich geblieben. Therapie: Begradigen der Zähne mit fixer Zahnspange (Brackets) oder durchsichtigen Schienen (Alignern). Bei starkem Platzmangel können Extraktionen notwendig sein. (Abb. 2.15, 2.16 und 2.17).

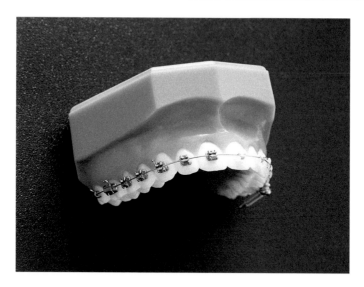

Abb. 2.14 Brackets am Oberkiefermodell. (c) Alexander Glück

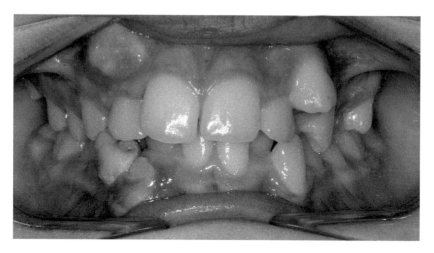

Abb. 2.15 Platzmangel führt zu einer schwer überschaubaren Zahnsituation. (c) Viviane Österreicher

Kreuzbiß

Die Ursache dieser Fehlstellung ist häufig ein zu schmaler Oberkiefer, siehe oben unter „Kieferfehlstellungen". (Abb. 2.18 und 2.19).

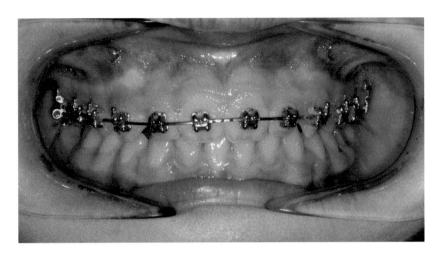

Abb. 2.16 Hier werden Brackets zur Behandlung eines Kreuzbisses verwendet. (c) Viviane Österreicher

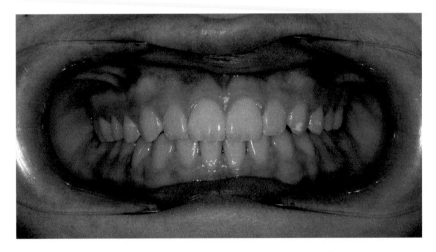

Abb. 2.17 Dasselbe Gebiß nach der Brackets-Behandlung. (c) Viviane Österreicher

Große Stufe (Klasse II)

Ursache oft eine Unterkieferrücklage oder Oberkiefervorlage. Siehe oben unter „Kieferfehlstellungen". (Abb. 2.20).

Offener Biß

Bei dieser Fehlstellung überlappen sich die Frontzähne gar nicht. Man kann trotz geschlossener Zahnreihen in den Zungenraum sehen. Ursache kann ein falsches Schluckmuster sein, die Zunge zwängt sich bei jedem Schlucken zwischen die Zahnreihen und

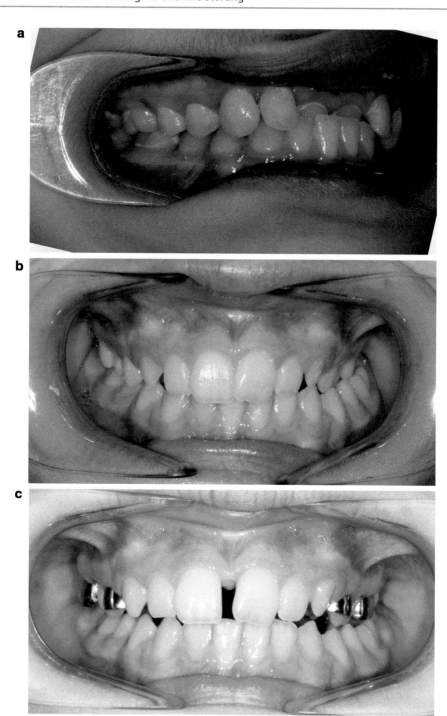

Abb. 2.18   a: die mittleren Frontzähne stehen im Kreuzbiss. **b:** seitlicher Kreuzbiss auf der rechten Seite, ursächlich ist ein zu schmaler Oberkiefer **c:** Der Kreuzbiss wird durch den Einsatz einer festsitzenden Gaumenspange behandelt. Die erfolgreiche Dehnung des Oberkiefers wird durch die vorübergehende Entstehung eines Spaltes zwischen den beiden Schneidezähnen sichtbar. (c) Viviane Österreicher

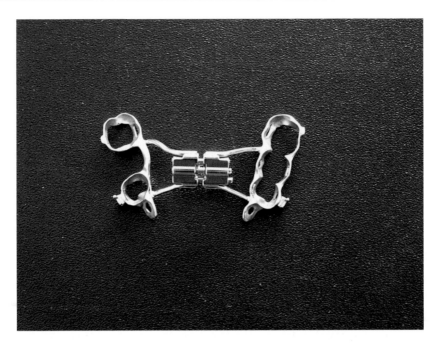

Abb. 2.19 Apparat zur Behandlung des Kreuzbisses. (c) Alexander Glück

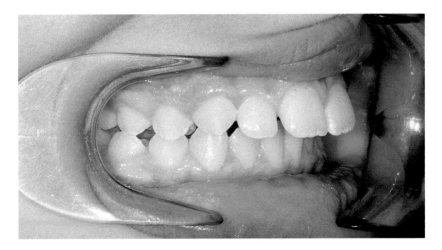

Abb. 2.20 Sehr deutlich erkennbare Große Stufe mit weit vorstehenden oberen Frontzähnen. (c) Viviane Österreicher

verhindert eine korrekte Zahnstellung. Als weitere mögliche Ursache kommt aber auch eine Kieferfehlstellung in Betracht. Therapie: Üben des richtigen Schluckens mit einer Logopädin, Schließen des offenen Bisses mit einer Zahnspange. Bei Vorliegen einer Kieferfehlstellung kann eine Kieferoperation notwendig sein. (Abb. 2.21).

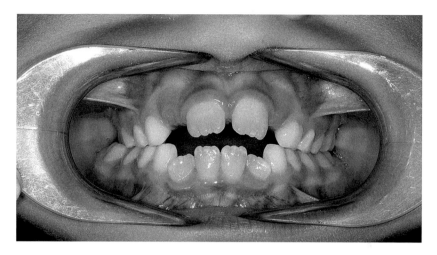

Abb. 2.21 Sehr starker offener Biß. (c) Viviane Österreicher

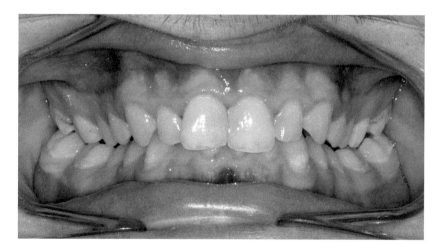

Abb. 2.22 Typisch für den tiefen Biß ist ein zu starkes Überlappen der Frontzähne. (c) Alexander Glück

Tiefer Biß

Hierbei überlappen die sich die Frontzähne zu stark. Diese Fehlstellung kann so weit gehen, daß der Patient sich in den Gaumen beißt. Eine Behandlung des tiefen Bisses kann mit einer fixen Zahnspange mit Brackets oder auch mit Alignern erfolgen. (Abb. 2.22), (Abb. 2.23).

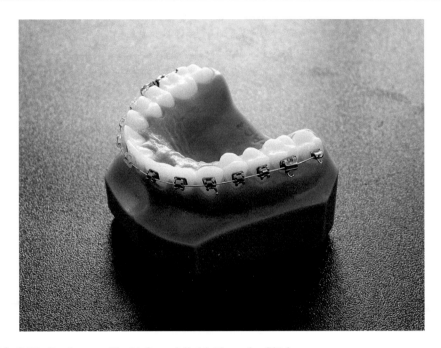

Abb. 2.23   Brackets am Oberkiefermodell. (c) Alexander Glück

Auch wenn prinzipiell jede Zahn- oder Kieferfehlstellung eine Craniomandibuläre Dysfunktion begünstigen kann, gibt es beim offenen Biß und bei der großen Frontzahnstufe eine höhere Wahrscheinlichkeit, daß sie dazu führen. Das Risiko einer Craniomandibulären Dysfunktion kann bei leichteren Fehlstellungen, bei denen die Symmetrie der Zähne und Kiefer nicht beeinträchtigt ist (tiefer Biß), eher vernachlässigt werden, sofern das Kiefergelenksyndrom nicht durch weitere Faktoren begünstigt wird.

Terminologie und Abgrenzung

3

Inhaltsverzeichnis

Die Krankheit wird in Deutschland und Österreich als Craniomandibuläre Dysfunktion (CMD) bezeichnet und umfaßt verschiedene muskuloskelettale Beschwerden im Craniomandibulärsystem. Eine weitere Bezeichnung hierfür ist Cranio-Vertebrale Dysfunktion (CVD), in der Schweiz ist die Bezeichnung Myoarthropathie gebräuchlich. Zuständig für Diagnose und Behandlung sind der Zahnarzt und der Kieferorthopäde, allerdings ist eine enge Zusammenarbeit mit anderen Fachrichtungen wichtig.

Die Krankheit, von der hier die Rede ist, wird in Deutschland und Österreich als Craniomandibuläre Dysfunktion (CMD) bezeichnet und umfaßt verschiedene muskuloskelettale Beschwerden im Craniomandibulärsystem. Eine weitere Bezeichnung hierfür ist Cranio-Vertebrale Dysfunktion (CVD), in der Schweiz ist die Bezeichnung Myoarthropathie gebräuchlich. Zuständig für Diagnose und Behandlung sind der Zahnarzt und der Kieferorthopäde, allerdings ist eine enge Zusammenarbeit mit anderen Fachrichtungen wichtig.

3.1   Bisherige Klassifikation

Die Craniomandibuläre Dysfunktion wird in folgende Bereiche (Achsen) unterteilt:

ACHSE I (körperliche Diagnosen)

Bereich I: Schmerzhafte Beschwerden im Bereich der Kaumuskulatur (vor allem Mund-
öffner- und Mundschließermuskeln)

   Ia: Myofaszialer Schmerz

   Ib: Myofaszialer Schmerz mit eingeschränkter Kieferöffnung

Bereich II: Anteriore Verlagerung des Discus articularis

   IIa: Anteriore Diskusverlagerung mit Reposition bei Kieferöffnung

   IIb: Anteriore Diskusverlagerung ohne Reposition bei Kieferöffnung, mit eingeschränkter Kieferöffnung.

   IIc: Anteriore Diskusverlagerung ohne Reposition bei Kieferöffnung, ohne eingeschränkte Kieferöffnung.

Bereich III: Arthralgie, aktivierte Arthrose, Arthrose

   IIIa: Arthralgie

   IIIb: aktivierte Arthrose des Kiefergelenks

   IIIc: Arthrose des Kiefergelenks

ACHSE II (psychosoziale Diagnosen).

Schmerzbezogene Beeinträchtigungen täglicher Aktivitäten.

Depressive Verstimmung.

Unspezifische somatische Symptome.

3.2   Neuere Klassifikation

2014 erschien eine erweiterte Klassifikation der Craniomandibulären Dysfunktionen
von einer internationalen Expertengruppe. Die neuere Klassifikation ist vollständiger
und umfassender als frühere Varianten. In ihr werden auch systemische (allgemeine)
Erkrankungen berücksichtigt. Obwohl diese Einteilung zahlreiche Fachausdrücke enthält und in erster Linie für Mediziner verfaßt worden ist, kann sie auch dem Laien einen
Überblick verschaffen und ihm einen Hinweis geben, wo seine Beschwerden einzu-
ordnen sind. Die psychische Komponente spielt mit Sicherheit immer eine Rolle, sei es
als begünstigender oder auslösender Faktor oder auch als eine Folge der Beschwerden.

I. Kiefergelenkstörungen.

   1. Kiefergelenkschmerz.

      A. Arthralgie = Gelenksschmerz.

      B. Gelenkentzündung („Arthritis").

   2. Kiefergelenkstörungen.

      A. Diskusverlagerungen

         1. Diskusverlagerung mit Reposition.

         2. Diskusverlagerung mit Reposition und intermittierender Kieferklemme

     3. Diskusverlagerung ohne Reposition, mit eingeschränkter Kieferöffnung.

     4. Diskusverlagerung ohne Reposition und ohne eingeschränkte Kieferöffnung.

   B. Diskusunabhängige Hypomobilitätsstörungen

     1. Adhäsion.

     2. Ankylose.

       a. fibröse.

       b. knöcherne.

   C. Hypermobilitätsstörungen.

     1. Dislokationen.

       a. Subluxation

       b. Luxation.

3. Gelenkerkrankungen.

   A. Degenerative Gelenkerkrankung.

     1. Arthrose (Gelenksverschleiß).

     2. Aktivierte Arthrose.

   B. Systemische Arthritiden (Rheuma-Erkrankungen).

   C. Kondylolyse/idiopathische kondyläre Resorption (Abbauvorgänge am Kiefergelenksköpfchen).

   D. Ostechondrosis dissecans (Absterben eines Knochenteils mit Loslösung des darüber liegenden Knorpels).

   E. Osteonekrose (Absterben eines Knochenteils).

   F. Kiefergelenktumor.

   G. Synoviale Chrondromatose (Bildung von Knorpelinseln im Gelenksspalt).

4. Frakturen

5. Fehlbildungen/Entwicklungsstörungen

   A. Aplasie (Fehlen eines Kiefergelenkteils).

   B. Hypoplasie (Kiefergelenk ist zu klein ausgebildet).

   C. Hyperplasie (Kiefergelenk ist zu groß ausgebildet).

II. Kiefermuskelerkrankungen.

1. Muskelschmerz.

   A. Myalgie (Muskelschmerz).

     1. Lokale Myalgie.

     2. Myofaszialer Schmerz.

     3. Myofaszialer Schmerz mit Schmerzübertragung

   B. Tendinitis (Sehnenentzündung).

   C. Myositis (Muskelentzündung).

   D. Muskelspasmus (Muskelkrampf).

2. Kontraktur (Muskel-, Sehnen-, oder Bänderverkürzungen).

3. Hypertrophie (zu starke Ausprägung des Muskels).

4. Muskeltumor.

   5. Bewegungsstörungen

     A. Orofasziale Dyskinesie

     B. Oromandibuläre Dystonie (Meige-Syndrom).

   6. Kaumuskelschmerz aufgrund systemischer/zentraler Schmerzstörungen.

     A. Fibromyalgie-Syndrom

III. Kopfschmerz.

   1. Auf CMD zurückgeführte Kopfschmerzen.

IV. Damit zusammenhängende Strukturen.

   1. Hyperplasie des Processus coronoideus (zu starke Ausbildung eines Knochenvor-
sprungs des Unterkiefers).

Wie sich Craniomandibuläre Dysfunktion äußert

4

Inhaltsverzeichnis

© Der/die Autor(en), exklusiv lizenziert durch Springer-Verlag GmbH, DE, ein Teil von
Springer Nature 2021
A. Glück und V. Österreicher, *Das Kiefergelenksyndrom*,
https://doi.org/10.1007/978-3-662-63455-4_4

Das Krankheitsbild der Craniomandibulären Dysfunktion ist uneinheitlich und viel-schichtig, sie kann sich in vielerlei Symptomen äußern, auch in verschiedenen Kombinationen von Beschwerden. Es ist naheliegend, Schmerzen im Kiefer- und Kopf-bereich mit einer Störung des Kausystems in Verbindung zu bringen. Schmerzen im Bereich des Kauapparats oder Zähneknirschen sind Symptome, die direkt von einer Störung des Kausystems ausgehen. Beschwerden können allerdings auch außerhalb des eigentlichen Kieferbereiches auftreten.

Die Craniomandibuläre Dysfunktion kann sowohl Ursache als auch Folge von Fehl-funktionen und Beschwerden in anderen Körperbereichen sein. Das ihr zuzurechnende Spektrum denkbarer Symptome ist sehr vielfältig, schon aufgrund der Wechsel-beziehungen zwischen Haltungs- und Bewegungsstörungen im Kieferbereich und solchen in anderen Regionen wie zum Beispiel Schultern, Nacken oder Rücken. Cranio-mandibuläre Dysfunktion kann an etlichen Beschwerden beteiligt sein, die man nicht unmittelbar mit dem Kauorgan in Verbindung bringt. Das bedeutet jedoch nicht, daß mit Craniomandibulärer Dysfunktion gleich die alleinige Ursache dieser Symptome gefunden ist. Denn einerseits kann in ihr die Ursache liegen, muß aber nicht. Anderer-seits ist es in vielen Fällen möglich, daß Craniomandibuläre Dysfunktion nicht die Ursache, sondern ihrerseits nur Folge einer Ursache ist, die woanders liegt und daher auch dort abzustellen ist. Die sich daraus ergebende Vielzahl möglicher Symptome kann die Diagnose schwierig machen.

4.1   Symptomatik

Das Krankheitsbild der Craniomandibulären Dysfunktion ist uneinheitlich und viel-schichtig, die Störung kann sich in vielerlei Symptomen äußern, auch in verschiedenen Kombinationen von Beschwerden. Es ist naheliegend, Schmerzen im Kiefer- und

Kopfbereich mit einer Störung des Kausystems in Verbindung zu bringen. Bei einer ganzen Reihe weiterer Symptome erscheint dieser Gedanke zunächst etwas abseitig. Schmerzen im Bereich des Kauapparats oder Zähneknirschen sind Symptome, die direkt von einer Störung des Kausystems ausgehen. Beschwerden können allerdings auch außerhalb des eigentlichen Kieferbereiches auftreten.

Weitere Symptome der Craniomandibulären Dysfunktion werden unter dem Begriff „ausstrahlende Schmerzen" zusammengefaßt. Solche können sich in den Zähnen, im Mund, Gesicht, Kopf, Nacken, in den Schultern wie auch im Rücken zeigen. Auch äußern sie sich in Hals-Wirbelsäulen-Schulter-Problemen, in einer Einschränkung der Kopfdrehung sowie in Kopfschmerzen.

Auch plötzlich auftretende Probleme mit der Passung der Zähne aufeinander, unangenehme Ohrenschmerzen, Tinnitus, Schwindel, Herzrhythmusstörungen, Bruststechen (verursacht durch eine Verspannung im Rücken), Schluckbeschwerden, Seheinschränkung und Migräne können Symptome einer Craniomandibulären Dysfunktion sein. In diesen Fällen ist es aber ohne genaue Diagnose unklar, ob die Beschwerden tatsächlich durch die Craniomandibuläre Dysfunktion verursacht worden sind oder ob sie, zusammen mit einer möglichen Craniomandibulären Dysfunktion, auf eine gemeinsame andere Ursache zurückgehen.

Es gibt vielfältige Symptome, von denen etliche nicht nur die Folge, sondern auch Ursache der Craniomandibulären Dysfunktion sein können:

4.1.1 Abrasion des Zahnschmelzes

Eine Abrasion (Abnutzung) des Zahnschmelzes ist ein natürlicher Prozess, der die Zähne eines jeden kauenden Menschen betrifft. Der Zahnschmelz ist zwar das härteste Material, das der menschliche Körper bilden kann, er wächst aber nicht nach. Somit nützen sich die Zähne im Laufe des Lebens ab. Der Zahnschmelzabbau erfolgt nicht nur auf den Kauflächen, sondern kann auch die Zahnhälse betreffen. Hier haben die Defekte oft eine keilförmige Form. Folgende Faktoren können die Abnutzung der Zähne beschleunigen:

Parafunktionen (Zähneknirschen, Zähnepressen)
Während des Knirschen und Zusammenpressen der Zahnreihen können enorme Kräfte freiwerden. Diese Kräfte können für direkten Schmelzabrieb verantwortlich sein, sie können aber auch Spannungsfelder im Bereich der Zähnhälse hervorrufen, welche den Substanzverlust ebendort verursachen.

Besonders kräftiges Zähneputzen
Harte Zahnbürsten und übermotiviertes Zähneputzen können eine fatale Kombination sein. Zunächst reagiert das Zahnfleisch empfindlich auf den zu hohen Putzdruck. Ist das Zahnfleisch erst einmal „weggeputzt", so liegen die Zahnhälse frei. Diese sind nicht – wie etwa die Zahnkrone – von hartem Zahnschmelz, sondern von einer dünnen Schicht

Zahnzement umgeben, darunter liegt das Zahnbein. Diese weichere Zahnsubstanzen reagieren noch empfindlicher auf den Zahnputzdruck, so können durch starken Putzdruck keilförmige Defekte entstehen. Prophylaktisch empfiehlt es sich, weiche Zahnbürsten zu verwenden (keine mittleren, schon gar keine harten) und bei der Verwendung von elektrischen Modellen darauf zu achten, auf gar keinen Fall zu viel Druck auszuüben. Auch bei den elektrischen Zahnbürsten gibt es je nach Modell verschiedene Aufsätze. Jene, die als „sensitive" gekennzeichnet sind, sowie jene für Kinder haben weichere Borsten. Bei der Wahl der Zahncreme sollte darauf geachtet werden, daß sie keinen aggressiven Putzkörper enthält.

Säureattacken

Sie können die Abnutzung der Zahnhartsubstanz beschleunigen. Unser Mund ist regelmäßigen Säureangriffen ausgesetzt. Jeder, der die Werbung für Zahnpflegekaugummis kennt, weiß, daß nach der Nahrungsaufnahme der pH-Wert im Mund sinkt, das Milieu dort also saurer wird. Zucker wird in unserem Mund von Bakterien abgebaut, dabei einstehen Säuren. Es ist also nicht ratsam, direkt nach dem Verzehr von Zucker die Zähne zu putzen. Besser ist es, nach dem Essen etwas Zuckerfreies oder etwas Basisches (Natron, basisches Mineralwasser) zu trinken, etwas abzuwarten und sich dann der Zahnpflege hinzugeben. Hier kann auch ein zuckerfreier Kaugummi sinnvoll eingesetzt werden. Ein großes Risiko geht auch von Getränken aus, die sowohl Zucker als auch Säuren enthalten, etwa Cola oder Eistee. Regelmäßige Säureangriffe können ihren Ausgang auch im Magen nehmen, beispielsweise bei Reflux oder Bulimie.

4.1.2 Sehstörungen/Symptome im Bereich der Augen

Manche Kaumuskeln setzen in der Nähe der Augenhöhle an (beispielsweise Jochbein, Oberkiefer, Schläfenbein). Dadurch kann es zu Symptomen im Bereich der Augen kommen, etwa zu erhöhtem Augendruck, verstärkter Tränenproduktion, Augenflimmern, Lichtempfindlichkeit und Sehstörungen. Solche Symptome fallen allerdings einem anderen Ursachenkreis zu.

Patienten mit einer Sehstörung können korrigierende Brillen tragen. Sitzen diese Brillen nicht perfekt, so kann es passieren, daß der Patient den Kopf in einer bestimmten Position halten muß, um den schlechten Sitz der Brille zu kompensieren. Diese veränderte Kopfhaltung kann zu schmerzhaften Verspannungen und zu einer CMD-ähnlichen Symptomatik führen. Hier sei besonders auf Gleitsichtbrillen im falschen Anwendungsbereich hingewiesen: Wenn man solch eine Brille beispielsweise am Bildschirmarbeitsplatz benutzt, wird der Kopf angehoben und nach vorne geschoben, um mit dem kleinen Lesebereich die Schrift auf dem Bildschirm erkennen zu können. Diese Kopfhaltung ist alles andere als gesund. Aus diesem Grund werden spezielle Gleitsichtbrillen für die Verwendung am Bildschirmarbeitsplatz angeboten, bei denen die verschiedenen Sehzonen speziell auf diese Umgebung eingestellt werden. Diese Brillen werden vom Arbeitgeber bezahlt oder zumindest bezuschußt.

4.1.3 Bandscheibenprobleme

Schwierigkeiten dieser Art führen zu Schonhaltungen, welche wiederum zur Überbeanspruchung von bestimmten Muskelgruppen führen. Diese Spannungszustände können sich über die Halswirbelsäule bis zu den Kiefergelenken und Kiefermuskeln übertragen.

4.1.4 Beckenschiefstand

Der Beckenschiefstand führt zu einer Abweichung der Wirbelsäule über die Halswirbelsäule bis hin zu den Kiefergelenken. Dies kann zu einer CMD-Symptomatik führen (aufsteigende Symptomatik).

4.1.5 Beständige Nacken-, Rücken- und Schulterschmerzen

Haltungsschäden, Stress, Bewegungsmangel, Bildschirmarbeit und der ständige Blick aufs Smartphone sind einige mögliche Faktoren, welche Nacken-, Rücken- und Schulterschmerzen auslösen können. Diese wiederum können Kopfschmerzen und weitere CMD-Symptome zur Folge haben.

4.1.6 Blockierung der Halswirbelsäule oder der Kreuzdarmbeingelenke

Bei Blockaden der Halswirbelsäule oder anderer Wirbelsäulenabschnitte ist die Konsultation eines Orthopäden dringend anzuraten. Er kann durch gezielte Therapien das Öffnen der Blockaden ermöglichen.

4.1.7 Einseitiges Kauen

Die meisten Menschen haben eine „Lieblingskauseite", eine Seite, mit der sie öfter oder lieber Kauen. Das kann zu einer einseitigen Belastung des Kauorganes führen. Umgekehrt können Zahnschmerzen oder Schmerzen im Rahmen einer Craniomandibulären Dysfunktion das Kauen auf einer bestimmten Seite unerträglich machen und den Patienten dazu nötigen, nur noch auf der jeweils anderen Seite zu kauen.

4.1.8 Funktionsstörungen beim Öffnen und Schließen des Unterkiefers

Muskuläre Verspannungen können harmonische Kaubewegungen unmöglich machen. Manchmal ist es aber auch eine verrutschte Knorpelscheibe im Kiefergelenk, welche die Bewegungen des Unterkiefers stört.

4.1.9 Gesichtsschmerzen

Sie können zahlreiche Ursachen haben. Eine Trigeminusneuralgie etwa verursacht kaum auszuhaltende, stechende Schmerzen. Sie treten blitzartig auf und dauern einige Sekunden bis wenige Minuten an. Sie können an einem oder mehreren der drei Haupt-äste des Trigeminusnervs auftreten: im Bereich der Stirn, des Oberkiefers oder des Unterkiefers. Die Ursache der Schmerzen ist nicht immer bekannt (idiopathische Tri-geminusneuralgie, also ohne erkennbare Ursache). Bei vielen Betroffenen findet sich eine Nahbeziehung zwischen einem Gefäßast und einem Nervenstrang, das könnte eine mögliche Erklärung sein. In anderen Fällen ist die Trigeminusneuralgie ein Symptom einer anderen Erkrankung, so etwa Multipler Sklerose oder eines Hirntumors. Dann ist die Rede von einer symptomatischen Trigeminusneuralgie.

4.1.10 Gleichgewichtsstörungen

Das Kiefergelenk und das Innenohr liegen anatomisch gesehen sehr nahe zueinander. Das Gleichgewichtsorgan befindet sich im Innenohr. Teile des Kiefergelenkes und des Innenohrs haben die gleiche Nervenversorgung. Dadurch können Störungen im Bereich des Kiefergelenkes auch Einfluss auf das Innenohr haben, Gleichgewichtsstörungen bzw. Schwindelattacken können die Folge sein.

4.1.11 Kaudruckempfindlichkeit der Zähne

Die Überbelastung des Kauorgans durch Pressen oder Knirschen kann zu empfindlichen Zähnen führen.

4.1.12 Kiefergelenkschmerzen

Sie gehören zu den häufigsten Symptomen der Craniomandibulären Dysfunktion. Die Ursachen können breit gefächert sein sie reichen von muskulären Verspannungen über

Verlagerungen der Knorpelscheibe usw. bis zur Arthritis. Bitte beachten Sie hierzu die Klassifikationssysteme im Kap. 3.

4.1.13 Kieferschmerzen

Sie können viele Ursachen haben. Häufig werden sie durch ausstrahlende Zahnschmerzen verursacht. Manchmal sind sie aber auch Teil der CMD-Symptomatik. Dann sind meist Verspannungen der Kaumuskulatur ursächlich. In seltenen Fällen kann eine Trigeminusneuralgie vorliegen (siehe oben).

4.1.14 Kiefersperre

Hier ist es nicht mehr möglich, den Mund zu schließen. Es kann ein Kiefergelenk oder beide betroffen sein. Häufigste Ursache ist die Ausrenkung des Gelenkes, das kann zum Beispiel beim Apfel-Abbeißen oder Gähnen passieren. Oft gelingt es dem Patienten, durch leichte Bewegungen das Gelenk wieder selbst einzurenken. Ist das nicht möglich, so kann der Zahnarzt einen speziellen Handgriff anwenden, um das Gelenk wieder einzurenken. Andere Ursachen können eine Raumforderung (entzündungsbedingte Schwellung oder Tumor) im Bereich des Gelenkes sein oder auch ein Trauma mit Fraktur des Kiefergelenkköpfchens.

4.1.15 Kieferklemme

Hier ist es nicht mehr möglich, den Mund zu öffnen. Ist die Mundöffnung eingeschränkt oder gar nicht möglich, dann kann eine akute zahnbezogene Entzündung im Bereich des Unterkiefers vorliegen. In einem solchen Fall ist meist eine deutliche Schwellung erkennbar, eventuell auch Fieber und Unwohlsein des Patienten. Eine Kiefersperre kann auch durch ein Verrutschen der Kiefergelenksknorpelscheibe entstehen (Diskusverlagerung ohne Reposition). (Abb. 4.1).

4.1.16 Knacken oder Reiben des Kiefergelenks

Geräusche im Bereich der Kiefergelenke treten häufig auf. Kleine Unebenheiten auf den Gelenksinnenflächen sowie Berührungen zwischen Bändern und Knochen im Zuge von Kaubewegungen können Geräusche verursachen. Diese werden als sehr laut wahrgenommen, da sich das Ohr in unmittelbarer Nähe zum Kiefergelenk befindet. Sind diese Geräusche aber weder mit Schmerzen noch sonstigen Beschwerden verbunden, so gibt es keinen Anlass zur Therapie.

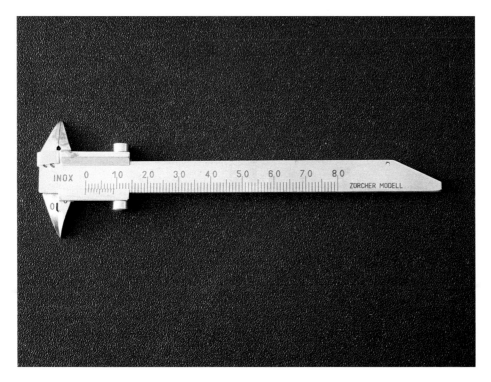

Abb. 4.1   Mit dieser Lehre wird die Mundöffnung gemessen. (c) Alexander Glück

4.1.17 Kopfschmerzen (chronisch)

Kopfschmerzen sind ein sehr weit verbreitetes Symptom mit vielen möglichen Ursachen.
Fast jeder von uns hatte schon einmal Kopfschmerzen, an die 220 verschiedene Ursachen
gibt es, von harmlos bis sehr ernst (zb Stress, Flüssigkeitsmangel, Bluthochdruck,
Schlaganfall, Tumore usw.) Die häufigste Form ist der sog. Spannungskopfschmerz. Er
ist ein sehr häufiges Symptom im Rahmen der Craniomandibulären Dysfunktion und
steht mit muskulären Verspannungen im Zusammenhang. Zahlreiche Muskelgruppen
können betroffen sein, wie etwa die Nacken- und Schultermuskulatur oder auch die
Kiefermuskeln. Bedingt durch eine Kiefer- oder Zahnfehlstellung muß der Unterkiefer möglicherweise permanent in einer bestimmten Position gehalten werden, dann
kommt es zu erhöhten Spannungszuständen der überstrapazierten Kaumuskeln, welche
wiederum Kopfschmerzen auslösen können. Nächtliches Zähneknirschen und -pressen
führt ebenfalls zu einer Überbelastung der Kiefermuskeln, der Betroffene wacht häufig
mit Kopfschmerzen auf.

4.1.18 Kopfschmerzen und Migräne (meist einseitig)

Der Migränekopfschmerz tritt im Gegensatz zum Spannungskopfschmerz einseitig auf und geht mit weiteren Symptomen wie Übelkeit, Lichtempfindlichkeit oder Erbrechen einher. Meist gibt es bestimmte Auslöser wie Hormonschwankungen, Streß oder Wetterfühligkeit. Es wird vermutet, daß eine Craniomandibuläre Dysfunktion das Auftreten von Migräneattacken begünstigen kann, wissenschaftliche Studien hierzu liegen allerdings nicht vor.

4.1.19 Ohrenschmerzen

Häufig werden Ohrenschmerzen und Kiefergelenksschmerzen vom Patienten oft verwechselt, da zum einen das Kiefergelenk und das Ohr sehr nahe beieinander liegen und andererseits die versorgenden Nerven aus einem Nervenstrang (Nervus trigeminus, davon der Nervus mandibularis) stammen. Das Kiefergelenk wird aus verschiedenen Nervensträngen des Nervus mandibularis (=„Unterkiefernerv") versorgt. Das Innenohr wird von unterschiedlichen Nerven versorgt, darunter auch von Nervensträngen des Nervus mandibularis. Dadurch ist es für den Patienten schwer möglich, Ohren- von Kiefergelenksschmerzen zu unterscheiden. Dies erklärt aber auch, warum solche „Ohrenschmerzen" mit einer Craniomandibulären Dysfunktion zusammenhängen können.

4.1.20 Rückenschmerzen

Zusammen mit den Kopfschmerzen gehören sie in unserer Gesellschaft zu den häufigsten Schmerzen. Bewegungsmangel, schlechte Körperhaltung und Bildschirmarbeit gehören zu ihren auslösenden Faktoren. Rückenschmerzen gehen meist mit Muskelverspannungen einher, welche sich über die Halswirbelsäule bis in die Kieferregion erstrecken können und zu der Entstehung einer Craniomandibulären Dysfunktion beitragen können. In derart gelagerten Fällen spricht man von einer aufsteigenden Kette (siehe Abschn. 4.4.1).

4.1.21 Schluckbeschwerden

Der Schluckvorgang ist ein Prozess, an dem zahlreiche Muskeln beteiligt sind. Neben der Zunge sind das die Mundbodenmuskeln, die Gaumen- und Zungenmuskeln, welche den Speisebrei koordiniert am Gaumen entlang nach hinten bewegen und gleichzeitig den Nasenrachenraum abdichten müssen. Die zahlreichen beteiligten Muskeln und

Nervenstränge können im Rahmen einer Craniomandibulären Dysfunktion beeinträchtigt sein. Dies kann zu Schluckbeschwerden führen.

4.1.22 Schmerzen bei Bewegungen des Kiefers

Dies ist ein sehr häufiges Symptom der Craniomandibulären Dysfunktion. Schmerzen können im Bereich des Kiefergelenkes, im Bereich des Kieferknochens oder im Bereich der Kiefermuskeln auftreten.

4.1.23 Schmerzen beim Gehen

Ein Beckenschiefstand kann aufsteigende Verspannungen in der Wirbelsäule bis in die Kiefermuskulatur hin verursachen. Absteigend kann es zu unregelmäßiger Abnutzung von Hüft- oder Kniegelenken kommen. Diese Abnutzungserscheinungen (Arthrosen) oder einseitige Muskelüberlastungen können zu Schmerzen beim Gehen führen.

4.1.24 Taubheitsgefühl in Armen, Fingern, Zähnen, Lippen oder der Zunge

Symmetrische Taubheitsgefühle in den Gliedmaßen beider Körperseiten deuten meist auf eine Ursache im Bereich der Wirbelsäule hin. Zwischen den Wirbelkörpern der Wirbelsäule entspringen Nerven. Gibt es Blockaden beziehungsweise Verspannungen im Bereich der Wirbel, so können die dort verlaufenden Nerven eingeengt werden und Taubheitsgefühle verursachen.

4.1.25 Tinnitus

Mit diesem Begriff wird ein quälendes Geräusch bezeichnet, das im Innenohr entsteht. Eine Überlastung des Innenohrs kann ursächlich sein (Diskobesuch, Knalltrauma), oft ist die Ursache allerdings unbekannt. Ähnlich wie bei der CMD-Symptomatik verschlimmert sich das Dauergeräusch bei Stress. Ein Zusammenhang mit Kiefergelenksbeschwerden wird vermutet, eine CMD-Schiene kann in manchen Fällen die Tinnitussymptome lindern.

4.1.26 Verspannungen (Nacken, Schultern, Rücken)

Verspannungen gehören zu den auslösenden Faktoren einer Craniomandibulären Dysfunktion. Sie können von der Wirbelsäule über den Nacken und die Schultern bis in den

Bereich der Kiefergelenke und des Kopfes reichen. So multifaktoriell wie die Ursachen dieser Verspannungen sein können (Bewegungsmangel, Haltungsschäden, zu wenig Flüssigkeitszufuhr, falscher Biß), so mannigfaltig sind auch die Behandlungsansätze (Kraft- und Ausdauertraining, Rückenschule, genügend Flüssigkeitszufuhr, Aufbißschiene usw.).

4.1.27 Zähne passen beim Zubeißen nicht mehr genau aufeinander

Dieses Symptom kann durch Veränderungen im Gebiß (neue Füllungen, neue Kronen, Zahnwanderungen als Folge von fehlenden Zähnen) oder Veränderungen in den Kiefergelenken entstehen. Ebenso kann eine Schwellung im Kiefergelenk vorliegen, durch welche das Kiefergelenkköpfchen daran gehindert wird, in seine richtige Position zu finden. So verhindert die veränderte Unterkieferposition das richtige Zusammenbeißen. Desweiteren können auch Abbauvorgänge im Bereich des Kiefergelenkköpfchens (Kondylusresorptionen) eine Lageänderung des Unterkiefers bewirken. Auch kann eine Fraktur des Unterkiefers zum Verlust des richtigen Zusammenbisses führen. Die Therapie richtet sich nach der Ursache. Während bei Veränderungen im Gebiß eine Anpassung durch Einschleifen oder eine Korrektur der Zahnstellung notwendig sein können, ist es bei Schwellungen im Bereich des Kiefergelenks eventuell eine medikamentöse Behandlung der Gelenksentzündung.

4.1.28 Zähneknirschen

(siehe Abschn. 4.4.4).

4.1.29 Zahnfleischrückgang

Werden die Zähne im Kiefer zu stark oder ungleichmäßig belastet, so können diese übermäßigen Kräfte zu einer Überlastung des Zahnhalteapparates führen. Zu dem Zahnhalteapparat gehören das Knochenfach, in welchem der Zahn über kleine Fasern mit dem Knochen verbunden ist, und das umliegende Zahnfleisch. Der zahnumgebende Knochen kann sich über die Zeit abbauen, wie es zum Beispiel bei einer Parodontitis der Fall ist. Dieser Abbau kann aber auch durch einen Kräfteüberschuss verursacht oder beschleunigt werden, wie er beim Knirschen oder bei einem Fehlbiß entstehen kann.

4.1.30 Zahnlockerung

Ähnlich wie beim Zahnfleischrückgang (4.1.33) können übermäßige Kräfte – wie sie beim Zähneknirschen oder Pressen vorkommen – zu einer Lockerung der Zähne in ihrem Zahnfach führen. Fehlen zusätzlich schon mehrere Backenzähne, so müssen die verbleibenden Zähne die gesamte Last der Kaukraft tragen. Diese Kräfte sind aber für die wenigen verbleibenden Zähne zu stark, so daß diese sich aufgrund der Überlastung lockern können.

4.1.31 Zahnschmerzen (ohne erkennbare Ursache)

Zahn- und Kieferschmerzen werden häufig sehr diffus wahrgenommen, es fällt den Patienten oft schwer, einen bestimmten Zahn als Übeltäter zu identifizieren. Es ist ihnen mitunter nicht einmal möglich, zu unterscheiden, ob die Schmerzen vom Oberkiefer- oder vom Unterkiefer stammen. Das liegt daran, daß sowohl der Oberkiefer als auch der Unterkiefer, das Kiefergelenk und die meisten Kaumuskeln vom Nervus Trigeminus versorgt werden. Für den Zahnarzt beginnt die Detektivarbeit, er muß anhand verschiedener Diagnoseverfahren den schuldigen Zahn finden.

Patienten mit Kieferschmerzen oder einer CMD-Symptomatik glauben anfangs auch oft, daß ihre Beschwerden von einem Zahn herrühren. Tatsächlich können aber das Kiefergelenk oder verspannte Kaumuskeln Beschwerden verursachen, welche kaum von Zahnschmerzen zu unterscheiden sind.

4.1.32 Zahnwanderung

Die Zähne eines Menschen sind Zeit seines Lebens einer gewissen Dynamik unterworfen. So kann der Durchbruch der bleibenden Zähne und der Weisheitszähne die anderen Zähne mit der Zeit zusammenschieben, außerdem können Zähne in eine Lücke hineinkippen, wenn ein Zahn gezogen wurde. Solche dynamischen Prozesse können durch erhöhten Druck, wie er beim Pressen oder Knirschen entsteht, verstärkt oder beschleunigt werden. Die Stellung der Zähne ist außerdem von der Spannung des umliegenden Gewebes bestimmt: Überhöhter Zungendruck kann die Zähne nach außen oder nach vorne auffächern, Menschen mit starken Lippenmuskeln haben häufig nach innen gekippte Zähne.

4.1.33 Zungenbrennen

Die Zunge wird von unterschiedlichen Nerven versorgt, unter anderem von dem Nervus lingualis. Dieser entspringt dem Nervus trigeminus und verläuft nahe dem Innenohr, dem Kiefergelenk und unterschiedlicher Kaumuskeln, den Unterkieferast entlang bis zur Zunge. Kommt es zu Reizungen in diesen Gebieten, so kann der Zungennerv, der ansonsten für den Geschmackssinn der vorderen zwei Drittel der Zunge zuständig ist, mitreagieren und es kann zu Geschmacksstörungen oder auch Zungenbrennen kommen. Zungenbrennen kann aber auch ein Symptom einer anderen Krankheit sein, wie etwa

Multipler Sklerose, einer Depression, Diabetes, Sodbrennen, Gicht, Zöliakie und einiger anderer mehr.

Die ganz unmittelbar im Nahbereich des Kauorgans angesiedelten Symptome lassen sich meistens direkt mit Craniomandibulärer Dysfunktion in Verbindung bringen. Vor allem deuten Schmerzen der Kiefermuskulatur, Gelenke oder Bänder beim Kauen auf Craniomandibuläre Dysfunktion hin – weit mehr noch, wenn ein Schiefstand oder Geräusche darauf hindeuten, daß hier die Bewegungsabläufe nicht so sind, wie sie sollen. Weitere Auffälligkeiten, die auf eine Craniomandibuläre Dysfunktion hindeuten, sind eine eingeschränkte Kieferöffnung oder das Reiben oder Knacken beim Öffnen oder Schließen der Kiefergelenke. Hierdurch zeigen sich Störungen dieser komplexen Bewegungsabläufe ganz unmittelbar.

4.2   Die Funktion des Kauapparats und ihre Störung

Die Funktionsweise des Kiefergelenks ist im Vergleich mit anderen Gelenken etwas komplizierter und damit störanfälliger. Dies wird nicht allein durch den Aufbau und die Beschaffenheit der beteiligten Knochen, Knorpel und Sehnen bedingt, sondern auch durch die unterschiedlichen Aufgaben, die man diesem Apparat stellt: Die von ihm zu verarbeitenden Nahrungsmittel sind ganz unterschiedlich beschaffen – mal gilt es, von einem großen Apfel abzubeißen, mal sollen Getreidekörner zermahlen oder ein hartes Stück Räucherspeck zerkleinert werden, in anderen Fällen stellt die Nahrung überhaupt keine Anforderungen an das Kauorgan. Und wenn man auf einer Seite Zahnschmerzen hat, beispielsweise nach einer erfolgten Behandlung, mutet man die gesamte Arbeit der gesunden Seite zu, was aufgrund der dann sehr einseitigen Belastung bald zu Anzeichen einer Überbelastung (Ziehen, Muskelverhärtungen) in diesem Bereich führen kann.

4.2.1   Die Diskusverlagerung

Das Kiefergelenk leistet viel, weil das seine Aufgabe ist. Daher ist es durch seinen Aufbau sehr gut an diese Anforderungen angepaßt. Entscheidend ist hier, daß zwischen den Kieferknochen im Gelenk eine Knorpelscheibe mit Bändern befestigt ist. Wenn Menschen zu lockerem Bindegewebe und damit zu lockeren Bändern neigen, wie das statistisch eher bei Frauen vorkommt, kann die Knorpelscheibe verrutschen, weil sie ihren Halt verliert. In den meisten Fällen verrutscht die Knorpelscheibe nach vorne („anteriore Diskusverlagerung") und springt beim Öffnen des Mundes wieder in seine richtige Position auf das Gelenksköpfchen des Unterkiefers („anteriore Diskusverlagerung mit Reposition").

Dieser Vorgang teilt sich dem Patienten akustisch sehr eindrucksvoll durch ein lautes Knacken mit, das er noch eindrücklicher wahrnehmen muß, weil sich das Geschehen im unmittelbaren Nahbereich der Ohren abspielt. Deshalb hört man alle Geräusche aus dem

Bereich des Kiefergelenks selbst unverhältnismäßig deutlich. Doch auch wenn dieses laute Knacken den Patienten in Unruhe und Sorge bringt, ist das alleinige Knacken nicht therapiebedürftig, solange es nicht gleichzeitig Schmerzen oder andere Symptome gibt. Nicht wenige Menschen werden jahrzehntelang von diesem Knacken begleitet, ohne daß sie über Einschränkungen ihrer Lebensqualität klagen müssen. Gleichwohl kann das regelmäßig auftretende Knacksen auch als sehr störend empfunden und dadurch zu einer psychischen Belastung werden.

Der beschriebene Zustand ist chronisch und symptomlos. Die Diskusverlagerung kann jedoch auch in einen akuten Zustand übergehen, dann nämlich, wenn der verrutschte Diskus beim Öffnen des Mundes nicht wieder in seine Normalposition auf dem Kiefergelenksköpfchen zurückspringt. Die kleine Knorpelscheibe bleibt dann meist vor dem Köpfchen hängen, rollt sich dort ein und blockiert mechanisch, wie ein Stopfen, eine weitere Öffnung des Mundes. Ist dies der Fall, ist die Diskusverlagerung für den Patienten oft schmerzhaft, zudem ist die Lebensqualität durch die eingeschränkte Mundöffnung herabgesetzt.

Diagnose der Diskusverlagerung: Zur diagnostischen Absicherung kann der Behandler neben einer klinischen Untersuchung und einer genauen Abfrage der Beschwerden (Anamnese) zunächst eine Magnetresonanzuntersuchung anordnen, da man auf einem Röntgenbild die Lage der Knorpelscheibe nicht erkennen könnte. Dafür ist ein bildgebendes Verfahren erforderlich, mit dem sich auch Weichteile abbilden lassen. MRT ist ein solches Verfahren.

Therapie der Diskusverlagerung
Medikamente können in der ersten Akutphase der Beschwerden sehr hilfreich sein: Muskelrelaxantien setzen die allgemeine Muskelspannung herab, die Muskulatur rund um das Kiefergelenk wird aus ihrer Daueranspannung gelöst. Gleichzeitig werden meist Schmerzmittel verordnet, da der Zustand einer akuten Diskusverlagerung für den Patienten schmerzhaft ist.

Ist der Patient auch in seiner Mundöffnung stark eingeschränkt und ist dadurch die Herstellung von Zahnmodellen und einer Kiefergelenksschiene unmöglich, so kann das eine vorkonfektionierte Schiene Abhilfe schaffen. Diese lindert in Kombination mit den zuvor genannten Medikamenten meist die Beschwerden. Sofern die Mundöffnung für die Anfertigung eines Abdruckes oder eines Intraoralscans groß genug ist, kann auch eine individuelle Schiene angepaßt werden.

So rasch wie möglich sollten auch physiotherapeutische Maßnahmen eingeleitet werden. Das wichtigste Ziel diese Therapie ist es, ein Zurückrutschen der Knorpelscheibe auf das Kiefergelenkköpfchen zu ermöglichen. Wenn dies nicht gelingt, kann der Physiotherapeut mit dem Patienten an der Verbesserung der Mundöffnung trotz verlagertem Diskus arbeiten. Sollten diese konservativen Therapiemöglichkeiten nicht den gewünschten Erfolg bringen, so kann der Diskus auch operativ wieder zurückgesetzt werden. Die Durchführung dieses Eingriffs ist arthroskopisch möglich.

4.3   Pathogenese

Die Ursachen einer Craniomandibulären Dysfunktion können mannigfaltig sein. Oft gibt es ein konkretes Problem (eine Halswirbelsäulenblockade, einen Beckenschiefstand, einen falschen Biß, Zähneknirschen), das der Körper lange kompensieren konnte. Oft jedoch bringt zusätzlich auftretender Stress die Kompensationsmechanismen des Körpers zu Fall, und die Symptome werden akut. Im folgenden Kapitel werden die Ursachen in zwei Kategorien eingeteilt, die sogenannten aufsteigenden und absteigenden Ketten.

4.3.1   Aufsteigende Ketten

Bei der aufsteigenden Kette beziehungsweise aufsteigenden Dysfunktion werden zum Beispiel Seitabweichungen der Wirbelsäule auf die Halswirbelsäule und dann auf das Kiefergelenk übertragen. Generell geht es darum, daß Störungen im Bewegungsapparat das Kiefergelenk beeinflussen. Die Probleme haben ihre Ursache also in anderen Bereichen, besonders in solchen, in denen es viele Muskeln gibt. Häufig lassen sich Verspannungen im Rücken und Nacken als Auslöser einer Craniomandibulären Dysfunktion finden.

Der Körper tendiert selbst zu einer stabilen Haltung. Fehlhaltungen wie beispielsweise Hohlkreuz oder hängende Schultern sind dabei natürlich nicht ausgeschlossen, einige sind direkte Folgen körperlicher Gegebenheiten: Eine Beinlängendifferenz führt, wenn sie nicht orthopädisch korrigiert wird, zwangsläufig zu einem Beckenschiefstand, und dieser setzt sich in einer mehr oder weniger stark ausgeprägten S-Krümmung der Wirbelsäule fort. Auf diese Weise gelingt es dem Körper, seine „Fehler" auszugleichen. In sehr vielen Fällen ist das nicht mit Schmerzen verbunden – die Betroffenen wissen oft nicht einmal, daß ihr Becken schief oder die Beine unterschiedlich lang sind, eben weil diese Ausgleichs-Automatik des Körpers faszinierend gut funktioniert.

Allerdings gilt auch hier, was bereits über die Fehlfunktion des Kauapparats gesagt wurde: Diese Anpassung funktioniert nur innerhalb gewisser Grenzen wirklich gut, und auch dort ist sie mit einer Mehrbelastung von Muskeln und Gelenken verbunden. Die Mehrbelastung von Muskeln führt zu mehr oder weniger deutlich spürbaren Verspannungen. In Abhängigkeit von weiteren Faktoren wie Streß und emotionaler Belastung kann die Kompensation zusammenbrechen, der unter besseren Umständen leicht auszugleichende Schiefstand überfordert jetzt das System des Körpers, die Muskeln sind durch dauerhafte Anspannung überlastet, Verspannungen werden schmerzhaft und diese Schmerzen pflanzen sich über die Schmerzprojektion in andere Körperbereiche fort. Auf diese Weise können sie eine Craniomandibuläre Dysfunktion auslösen oder im Zusammenspiel mit multiplen Faktoren begünstigen.

Bei einer aufsteigenden Rotationskette kann schon das Umknicken eines Fußes Unheil anrichten. Hierbei kann es zu einer dauerhaften Fehlstellung vom Sprunggelenk bis ins Wadenbein kommen. Über eine kompensierende Anspannung eines Muskels kann sich das Becken und damit die Lendenwirbelsäule verdrehen, und diese Drehung setzt sich unter Umständen über die Wirbelsäule bis zum Kopf fort. Charakteristisch ist in diesem Fall, daß für den Patienten die Verdrehung des Kopfes im Sitzen viel weiter möglich ist als im Stehen.

4.3.2 Absteigende Ketten

In den meisten Fällen liegt jedoch die Ursache einer Craniomandibulären Dysfunktion im Kauorgan selbst. In vielen Fällen bleiben die Symptome auf seine unmittelbare Nachbarschaft begrenzt. Sie können jedoch auch in anderen Bereichen des Körpers auftreten, in diesem Fall spricht man von einer absteigenden Kette beziehungsweise absteigenden Dysfunktion.

Um zu verstehen, wieso eine Dysfunktion des Kiefergelenks Schmerzen im Lendenwirbelbereich auslösen kann, sollte man sich mit den Grundprinzipien des Körperbaus vertraut machen. Dabei ist es wichtig, die Rotationszentren kennenzulernen. Für den Körperbau praktisch aller Lebewesen sind zwei Ziele von grundlegender Bedeutung, nämlich Stabilität (Gleichgewicht) und räumliche Orientierung. Beim Menschen werden diese Ziele dadurch erreicht, daß die Nase nach vorne und die Augen parallel zum Boden ausgerichtet werden. Versagt eines der daran beteiligten Gelenke bei diesem Unterfangen oder wird es daran gehindert, beispielsweise aufgrund von Überlastung, so wird dieser Ausfall von den anderen Drehgelenken ausgeglichen.

Eine Dysfunktion im Kauapparat kann zu einer Art Kettenreaktion in den benachbarten Funktionsbereichen führen, so etwa bei einer Seitwärtsverschiebung des Unterkiefers. Sie kann zu einer erhöhten Muskelanspannung führen, in diesem Fall des Musculus digastricus venter posterior. Hierdurch kann der Kopf nach links in eine Seitneigung und zugleich in einer Drehung nach rechts gebracht werden. Weil dabei ein Nerv irritiert wird, kann sich auch noch ein weiterer Muskel an dem Geschehen beteiligen, hier der Musculus sternocleidomastoideus. Zur Kompensation springt nun ein Muskel der Gegenseite ein, er veranlaßt eine Seitneigung nach rechts und Kopfrotation nach links veranlaßt. Dieser Muskel, der Musculus obliquus superior, ist aber mit dem ersten Halswirbel verbunden. Durch sein Bestreben, die entstandene Fehlstellung auszugleichen, verdreht er den Atlas. Diese Drehung der Halswirbel setzt sich dann über die Wirbelsäule fort und löst weitere Fehlhaltungen in tieferen Bereichen aus.

In der Diagnostik dieser Beschwerden ist es daher wichtig, nicht in einzelnen Bereichen zu denken, sondern in Ketten. Dann sind bei den auf verschiedene Bereiche verteilten Schmerzen unter Umständen Muster erkennbar. Ein Zwangsbiß nach lateral, also auf eine Seite hin (zum Beispiel nach links) kann zu einer schiefen Kopfhaltung auf die andere Seite hin führen, also in diesem Fall nach rechts. Die unphysiologische, also unnatürliche Dauerspannung der Muskeln kann in andere Körperbereichen ausstrahlen und Beschwerden verursachen, so zum Beispiel Schulterschmerzen, einen Tennisellenbogen oder sogar ein Karpaltunnelsyndrom.

4.3.3   Begünstigende Umstände

Doch in etlichen Fällen bleiben die wirklichen Ursachen unklar, so daß man als begünstigende Umstände verschiedene Faktoren vermutet. Diese Faktoren werden in prädisponierende, auslösende und unterhaltende unterteilt, sie umfassen biologische, psychische und soziale Elemente. Zu diesen Faktoren, die durch die bessere Erforschung der Craniomandibulären Dysfunktion gelegentlich ergänzt werden, zählen unter anderem:

Diskusverlagerung in der Kiefergelenkpfanne
Eine verschobene Knorpelscheibe im Kiefergelenk kann entweder immer wieder an die richtige Stelle zurückrutschen oder dauerhaft verschoben sein. Ein dauerhaft verschobener Diskus kann zu einer eingeschränkten und asymmetrischen Mundöffnung führen. Das kann Verspannungen und schmerzhafte Zustände mit sich bringen.

Entzündungen, vor allem der Gelenke (Polyarthritis)
Im Rahmen einer allgemeinen Arthritiserkrankung ist in vielen Fällen auch das Kiefergelenk betroffen. Bei der Juvenilen Polyarthritis betrifft dies sogar bis zu 87 % der Patienten. Durch die chronischen Entzündungen in der Kiefergelenken kann es zu Abbauvorgängen der Knorpel- und Gelenksflächen kommen. Ist der Kiefergelenkskopf verkürzt, verschiebt sich der gesamte Unterkiefer nach hinten oben und der Biß ändert sich. Medikamente können Schübe abmildern beziehungsweise unterdrücken. Beschwerden aufgrund von veränderten Bißverhältnissen können mit Aufbißschienen gemildert werden. (Abb. 4.2).

Fehlbildungen in der Entwicklung
Manche angeborene Syndrome (zum Beispiel Pierre-Robin-Sequenz, Trisomie 18) gehen mit unterentwickelten Unterkiefern einher. Diese treten häufig in Kombination mit Gaumenspalten auf.

schlechte Schlafposition
Der menschliche Körper ist darauf programmiert, im Laufe der Nacht mehrmals seine Position zu ändern. Damit vermeidet er, daß es zu wunden Stellen auf der Haut oder zu muskulären Verspannungen kommt. Wird dieser natürliche Prozess durch „zu tiefem Schlaf", wie er etwa bei Alkohol- oder Schlaftablettenkonsum vorkommt, verhindert, so können vermehrt Verspannungen auftreten.

Frühere Schmerzerfahrungen
Erinnerungen an frühere Schmerzerfahrungen können aktuelle Leiden subjektiv verstärken. Schmerzen, welche über einen längeren Zeitraum bestehen, können chronisch werden. Selbst wenn die Ursache nicht mehr besteht, können die Schmerzen noch immer wahrgenommen werden, hier spricht man vom sogenannten Schmerzgedächtnis. Weiters sind die Entstehung und die Intensität der Schmerzen auch eng mit dem seelischen

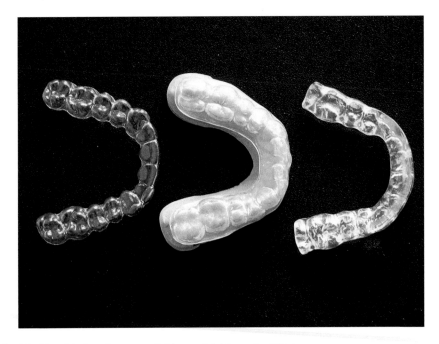

Abb. 4.2 Verschiedene Arten von Schienen. (c) Alexander Glück

Zustand des Patienten verbunden. In einem solchen Fall ist es sinnvoll, auch einen
Psychotherapeuten in die Therapie mit einzubeziehen.

Haltungsstörungen
Haltungsstörungen müssen vom Körper kompensiert werden, indem bestimmte Muskelgruppen durch erhöhte Spannungszustände die Fehlhaltung ausgleichen. Zum Beispiel
kann eine gekrümmte Rückenhaltung zu Verspannungen im Nackenbereich führen,
da die stärkere Krümmung im Bereich der Brustwirbelsäule eine Gegenkrümmung der
Halswirbelsäule zur Folge hat, weil der Körper den Kopf weiterhin geradehalten muß.

Hormonelle und genetische Faktoren
Die Grundspannung der Muskeln, auch Muskeltonus genannt, ist nicht nur von der
Sportlichkeit des Menschen abhängig, sondern wird auch großteils genetisch bestimmt.
Ein Mensch mit einem verminderten Muskeltonus wird eher zu Haltungsstörungen
neigen als jemand, dessen Muskeln über eine höhere Grundspannung verfügen.
     Auch die Hormone haben großen Einfluss auf unseren Bewegungsapparat: Während
die männlichen Hormone einen Einfluss auf die Muskelmasse haben, bewirken die
weiblichen Hormone, daß das Bindegewebe und damit auch die Bänder, welche unsere
Gelenke stabilisieren, weich und dehnbar sind. Das ist evolutionstechnisch gesehen für
Frauen im gebärfähigen Alter absolut sinnvoll, da dehnbares Gewebe für eine geglückte

Geburt von großer Wichtigkeit ist. Abgesehen von der Geburt ist weicheres und dehnbares Gewebe nicht immer von Vorteil, und damit ist nicht nur die Neigung zu Cellulite
oder Dehnungsstreifen gemeint. Lockere Bänder im Bereich des Kiefergelenks oder im
Bereich anderer Gelenke sorgen für mehr Instabilität. Diese führt unter anderem dazu,
daß die Knorpelscheibe im Kiefergelenk bei Frauen eher verrutschen kann.

Hypervigilanz

Bei einigen psychischen Störungen, insbesondere bei Zwangsstörungen, kommt das
Symptom der Hypervigilanz vor, also der erhöhten Aufmerksamkeit. Diese kann auf
einen falschen Biß fokussiert sein, der Patient achtet übertrieben oft auf sein Beißgefühl.

Ischiasreizungen

Aufgrund von Ischiasbeschwerden kann es zu Schonhaltungen kommen, welche im
Rahmen einer aufsteigenden Kette zu Verspannungen im Kieferbereich führen können.

Lumbalgien (Schmerzen im Lendenwirbelbereich)

Schmerzen im Lendenwirbelbereich können blitzartig auftreten, im Volksmund ist die
Rede von einem Hexenschuss. Ursache ist oft eine unscheinbare ruckartige Bewegung,
welche eine plötzliche Muskelverhärtung zur Folge hat. Ähnlich wie Ischiasreizungen
können Schmerzen im Bereich der Lendenwirbelsäule Schonhaltungen zur Folge haben,
welche zu Fehlhaltungen und Verspannungen entlang der Wirbelsäule bis in die Kieferregion führen können.

Makrotraumata durch Unfälle

Unfälle können nicht nur Knochenbrüche, sondern auch Verletzungen der Gelenks-
knorpel, Gelenkskapseln, Muskeln, Bänder, Nerven und Sehnen nach sich ziehen. Die
Heilung dieser Verletzungen lässt Narbengewebe entstehen, das weniger dehnbar als
das ursprüngliche Gewebe ist. Bewegungseinschränkungen und schmerzhafte Muskelverhärtungen können die Folge sein. Weiters können Kieferbrüche in einer veränderten
Position verheilen und damit eine Bißverlagerung mit sich bringen. Das begünstigt die
Entstehung einer Craniomandibulären Dysfunktion.

Störungen der Kieferentwicklung

Mundatmung, Daumenlutschen, Schnuller und Zungenfunktionsstörungen können
während des Wachstums die Entwicklung der Kiefer ungünstig beeinflussen. Kieferfehlstellungen sind wiederum ein Risikofaktor für Craniomandibuläre Dysfunktion.

Übermäßiges Kauen (Fingernägel, Kaugummi)

Übermäßiges Kauen kann zu einer Überentwicklung der Kaumuskeln führen. Typischerweise ist der Hauptkaumuskel, der Masseter betroffen (Masseterhypertrophie). Äußerlich
haben diese Patienten ein quadratisches Gesicht mit starker Ausprägung der Wangen-

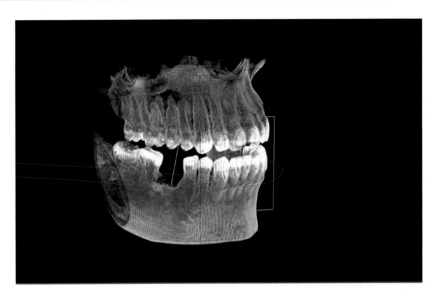

Abb. 4.3 Unterkiefer mit fehlenden Seitzähnen, die ersetzt werden sollen. (c) Alexander Glück

partie. Die überhöhte Kraftentwicklung kann zu Muskelschmerzen und zu Funktionsstörungen der Ohrspeicheldrüse führen.

Veränderungen im Zusammenbiß (Zahnverlust, Zahnersatz)
Gehen Zähne verloren, so fehlt dem Kiefergelenk die notwendige Abstützung. Die
Seitzähne stützen den Unterkiefer in einer vertikalen Dimension ab. Gehen sie verloren,
so kann der Unterkiefer weiter „zu gehen", also weiter als von der Natur aus vorgesehen.
Die Frontzähne stützen den Unterkiefer bei der Vorwärtsbewegung ab. Möchte man den
Unterkiefer nach vorne schieben, so muß man ihn gleichzeitig auch nach unten bewegen,
da sonst die Schneidezähne im Weg sind. Dieser Umstand stimmt mit den anatomischen
Gegebenheiten des Kiefergelenks überein, auch hier gleitet der Unterkieferkopf nach
vorne unten, entlang der Kiefergelenkspfanne der Schädelbasis. Kommt die dentale
Unterstützung dieser Bewegung abhanden, so entsteht eine unnatürliche Bewegungsfrei-
heit im Kiefergelenk, welche zu schmerzhaften Kollisionen der anatomischen Strukturen
führen kann. (Abb. 4.3 und 4.4)

Verletzungen der Halswirbelsäule oder der Kiefergelenke (Unfall, Operation)
Verletzungen der Halswirbelsäule können zu Verlagerungen der Wirbel, Beeinträchtigungen der Muskeln und Nerven primär durch Verletzungen oder sekundär durch
Vernarbungen führen. Bewegungseinschränkungen, Schonhaltungen und muskuläre Verspannungen können die Folge sein.

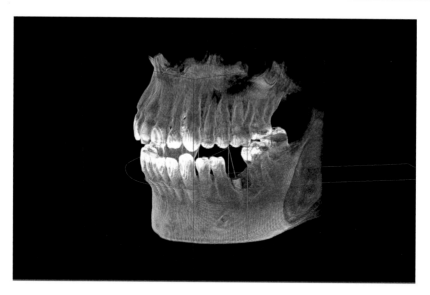

Abb. 4.4 Auf der anderen Seite wurde bereits ein Implantat gesetzt. (c) Alexander Glück

4.4   Das Zähneknirschen

Bis zum Alter von etwa sieben Jahren ist das Zähneknirschen zu tolerieren, weil es, wie man heute vermutet, den Zähnen des Ober- und des Unterkiefers dabei hilft, die ideale Position zueinander zu finden. Der Zahnabrieb ist dabei unproblematisch, solange davon nur die Milchzähne betroffen sind. Doch ab dem vollendeten sechsten Lebensjahr erscheinen die ersten bleibenden Zähne. Hier ist besonders auf bleibende Schäden an der Zahnsubstanz zu achten. Werden diese Zähne durch das Knirschen beschädigt, sind geeignete Maßnahmen zu ihrem Schutz zu ergreifen.

Auch und gerade im Kinder- und Jugendalter können emotionale und andere Faktoren zu Verspannungen führen und Zähneknirschen auslösen. Wenn bei älteren Kindern Zahnabrieb erkennbar ist, kann nächtliches Knirschen die Ursache sein. Bei der zahnärztlichen Untersuchung von Jugendlichen wird deshalb auch nach solchen Schleifspuren gesehen. Die Behandlung macht keine großen Umstände, denn es gibt speziell für Kinder und Jugendliche vorkonfektionierte Schienen in verschiedenen Größen und schicken Farben. Sie ähneln einem Sportschutz und können sowohl nachts als auch bedarfsweise tagsüber getragen werden. Das ist auch nicht mehr so problematisch wie früher, seit sich auch Zahnspangen unter Jugendlichen zunehmender Beliebtheit erfreuen – als modisches Accessoire und teilweise sogar ohne medizinische Funktion. (Abb. 4.5).

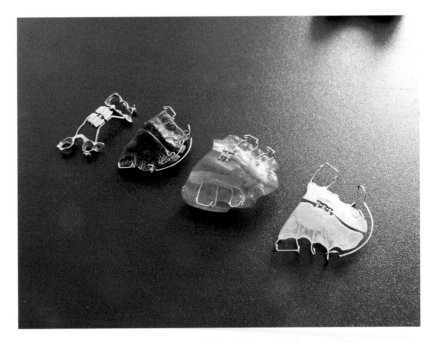

Abb. 4.5 Verschiedene Zahnspangen in modischen Farben. (c) Alexander Glück

Für Heranwachsende eignen sich individuell angepaßte Schienen weniger gut, weil sich die Kiefer noch im Wachstum befinden und die Schienen aufgrund des Zahnwechsels nicht lange passen würden. (Abb. 4.6) Sobald aber alle bleibenden Zähne vollständig durchgebrochen sind, kann eine normale, maßangefertigte Knirschschiene angefertigt werden. Ihr Zustand und ihr korrekter Sitz müssen jedoch in gewissen Abständen kontrolliert werden.

4.4.1 Risikofaktoren des Knirschens

Das Knirschen bei Erwachsenen wurde lange Zeit auch auf eine zu hohe Krone oder Füllung als mögliche Ursache zurückgeführt. Das Knirschen wurde damit erklärt, daß der Körper bestrebt sei, das störende Stück „wegzuknirschen". Neue Studien haben diese These entkräftet. Welche Ursachen hat das Knirschen aber dann? Konkrete Ursachen für das Zähneknirschen lassen sich nicht so leicht finden wie Risikofaktoren, durch die das Knirschen begünstigt wird. Diese Risikofaktoren lassen sich in mehrere Gruppen einordnen:

Abb. 4.6 Zahnwechsel im
Alter von acht Jahren. (c)
Alexander Glück

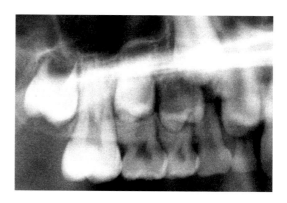

Emotionale Risikofaktoren

- Streß
- Angst
- Persönlichkeit/Konfliktbewältigung („Zähne zusammenbeißen")
- Posttraumatische Belastungsstörung
- Depression

Körperliche Risikofaktoren

- Zahnfehlstellung
- Lebensstil (Rauchen, Alkohol, exzessiver Kaugummikonsum)
- Schlafstörungen (Offenhalten der Atemwege durch Anspannung bestimmter Muskeln
  im Schlaf)
- Reflux (Vermehrte Speichelbildung durch Anspannen und Bewegen der Kaumuskeln,
  um die Magensäure zu verdünnen)
- Herabsetzung der Hemmung der Schmerzwahrnehmung

Krankheiten, Behandlungen und Medikamente als Risikofaktoren

- Zahnextraktion
- Zahnmedizinische oder kieferorthopädische Behandlungen
- Psychiatrische Erkrankungen (Tics, Tourette)
- Neurologische Erkrankungen (Morbus Parkinson)
- Medikamente
- Drogen

4.4.2   Diagnose und Therapie des Zähneknirschens

Aufschluß über das Knirschen kann schon das Befragen des Lebenspartners geben. Auch kann der Patient sich, zumindest tagsüber, selbst beobachten. Schleifspuren an den Außenkanten der Seitzähne deuten sehr sicher auf Knirschaktivitäten hin. In einem Schlaflabor kann das Zähneknirschen unmittelbar festgestellt werden. Auch kann eine Bißschiene angefertigt und nach einigen Wochen auf Knirschspuren untersucht werden. (Abb. 4.7).

In der Therapie des Zähneknirschens geht es darum, eine fortschreitende Schädigung der Zähne zu verhüten und zugleich dem Übergang in eine Craniomandibuläre Dysfunktion vorzubeugen. Neben der Knirschschiene, (Abb. 4.8) durch die eine mechanische Beanspruchung der Zähne effektiv verhindert wird, die allerdings gut angepaßt sein muß, damit sie das Knirschen nicht noch verstärkt, gibt es einige „weiche" Therapiemaßnahmen, deren Wert nicht zu unterschätzen ist.

Dazu gehört vor allem eine gesunde Schlafhygiene. Der Patient soll versuchen, einen Schlafzustand zu erreichen, in dem er sich sorglos erholen kann. Vor allem sollte er überhaupt schlafen können – dabei können verschiedene Entspannugstechniken wie Yoga

Abb. 4.7 Mit Okklusionsfolie wird hier geprüft, ob die Schiene richtig angepasst ist. (c) Viviane Österreicher

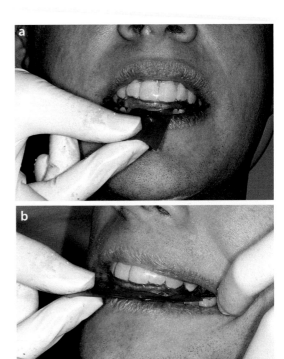

und Autogenes Training sehr hilfreich sein. Auch eine bessere Ordnung des Tagesablaufs und eine Verminderung allgemeiner Streßbelastung wirken unterstützend für einen besseren Schlaf und helfen, das Zähneknirschen abzulegen.

Als weitere Therapiemaßnahme wird auch Biofeedback genannt, dessen Nutzen allerdings wissenschaftlich noch nicht geklärt werden konnte. Unter Biofeedback versteht man eine sensorisch unterstützte Bewußtseinsschärfung für eigene innere Zustände. Hierfür werden laufend bestimmte Körperfunktionen des Patienten gemessen, so etwa der Puls, die Atmung oder die Anspannung bestimmter Muskelgruppen. Der Patient kann diese Körperfunktionen auf einem Bildschirm sehen, wodurch ihm körperliche Zustände und Vorgänge bewusst werden, die ihm zuvor verborgen waren. Darunter fallen beispielsweise eine erhöhte Aktivität der Kaumuskeln, sobald man sich auf eine Aufgabe konzentriert. In diesem Beispiel kann der Patient kann anhand des Biofeedbacks trainieren, diese Muskelanspannung geringer zu halten. Mit der Zeit ist dann auch die unmittelbare Rückmeldung über den Bildschirm nicht mehr erforderlich, weil der Patient gelernt hat, welche Vorgänge sich bei ihm in welchen Situationen einstellen.

In bestimmten Fällen kann im Rahmen eines umsichtig erstellten Therapieplans auf Medikamente zum Streßabbau und zur Förderung eines gesunden Schlafes zurückgegriffen werden. Wenn sich das vermeiden läßt, weil die anderen genannten Therapiebausteine ausreichen, kann die Belastung mit Medikamenten unterbleiben.

Abb. 4.8 Die individuelle Schiene ist fertig. (c) Viviane Österreicher

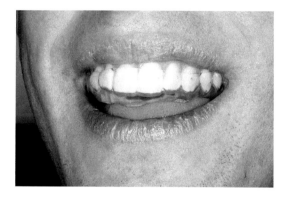

Diagnose

5

Inhaltsverzeichnis

Als Patient kann man sich jedoch schon mit einigen Selbsttests darüber orientieren, ob eine Craniomandibuläre Dysfunktion vorliegen könnte. Wurden beim Selbsttest Hinweise auf ein mögliches Kiefergelenksyndrom gefunden, sollte man einen Spezialisten aufsuchen, um die Hintergründe zu klären. Nach einem einleitenden Arztgespräch werden verschiedene klinische und instrumentelle Untersuchungen durchgeführt (Abb. 5.1).

Die möglichen Symptome der Craniomandibulären Dysfunktion sind vielfältig, daher ist sie mit einer gewissen Wahrscheinlichkeit die Ursache der auftretenden Beschwerden. Klarheit gibt darüber jedoch nur die gründliche Untersuchung und Diagnose durch den Facharzt.

Als Patient kann man sich jedoch schon mit einigen Selbsttests darüber orientieren, ob eine Craniomandibuläre Dysfunktion vorliegen könnte. Deuten die Ergebnisse dieser Tests darauf hin, sollte auf jeden Fall eine auf dieses Krankheitsbild spezialisierte Praxis aufgesucht werden, denn nur dort bekommt man eine belastbare Diagnose und dann auch – und darauf kommt es ja an – die richtige Therapie. Der Gang zum CMD-Spezialisten kann tatsächlich die Lösung eines größeren Problems bedeuten. Im Rahmen der ärztlichen Diagnose werden nicht nur der das Kauorgan und sein Zusammenwirken

Abb. 5.1 Moderne,
computerunterstützte Verfahren
verbessern die Diagnostik.
Hier der computerunterstützte
Scan des Gebisses. (c) Viviane
Österreicher

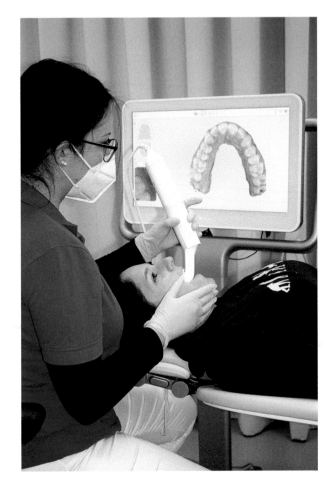

mit den übrigen Körperfunktionen genau untersucht, sondern es werden im Gespräch
mit dem Patienten auch die wesentlichen Begleitfaktoren wie zum Beispiel Streß heraus-
gearbeitet.

5.1   Der CMD-Selbsttest

Der Gedanke an ein mögliches Kiefergelenksyndrom kommt einem normalerweise
nur dann in den Sinn, wenn man für seine Beschwerden keine anderen Ursachen aus-
machen kann und wenn man überhaupt weiß, daß es diese Krankheit gibt und wie sie
sich äußern kann. Um dann auch noch feststellen zu können, ob man eine Craniomandibuläre Dysfunktion haben könnte, braucht man außerdem das Wissen darüber,
worin sie besteht, was also genau mit dem Kauorgan „falsch" läuft. Die Grundlagen
dafür wurden in den Anfangskapiteln dieses Buches dargestellt. Hier soll es nun darum

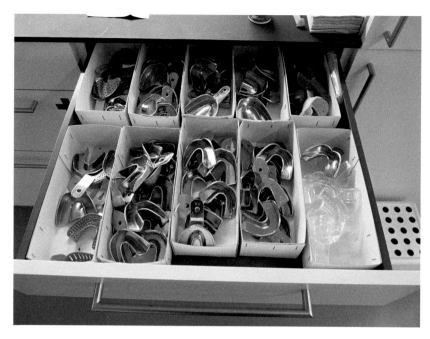

Abb. 5.2 Werkzeuge zum Abformen der Zahnreihen in einer Zahnarztpraxis. Mittlerweile werden häufig modernere Verfahren wie der digitale Scan eingesetzt. (c) Alexander Glück

gehen, bei welchen leicht feststellbaren Gegebenheiten des Mund- und Kieferbereichs das Vorliegen einer Craniomandibulären Dysfunktion wahrscheinlich ist. Wenn der Selbsttest für Sie ergebnislos verläuft, wird wahrscheinlich auch der Spezialist keine Craniomandibuläre Dysfunktion feststellen. Trotzdem: Der Selbsttest ersetzt keine ärztliche Diagnose, sondern kann Sie nur zu einer groben Einschätzung Ihrer Situation befähigen. Er ist der erste Schritt, wenn es darum geht, die Ursache Ihrer Beschwerden zu finden und abzustellen. Auf dem weiteren Weg steht Ihnen der spezialisierte Zahnarzt zur Seite (Abb. 5.3 und 5.4).

Der Selbsttest kann in acht einfachen Schritten zuhause durchgeführt werden. Nehmen Sie sich dafür etwas Zeit, in der Sie nicht gestört werden, nicht an wichtige Dinge denken müssen und keinen anderen Aufgaben nachkommen müssen. Eine entspannte Atmosphäre und ein klarer Kopf sind dabei sehr hilfreich. Außerdem brauchen Sie eine ruhige Umgebung, weil Sie auf Geräusche Ihres Kiefers achten sollen. Je nach Vorliebe können Sie die Test im Stehen oder im Sitzen durchführen, jedenfalls vor einem Spiegel und bei guter Beleuchtung. Malen Sie auf den Spiegel einen senkrechten Strich, dadurch ist es einfacher, bestimmte Winkel und Symmetrien einzuschätzen (Abb. 5.5).

Wenn Sie einen der acht Tests mit „ja" beantworten, muß das nicht bedeuten, daß Sie eine Craniomandibuläre Dysfunktion haben – es kann aber sein. Suchen Sie deshalb in diesem Fall einen spezialisierten Zahnarzt auf, um eine gründlichere Untersuchung durchführen zu lassen.

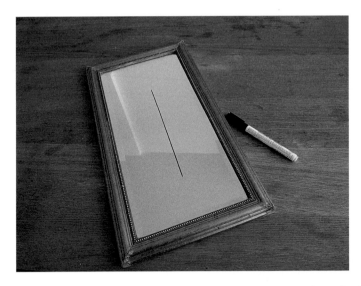

Abb. 5.3 Man braucht nicht viel für die Durchführung des Selbsttests. (c) Alexander Glück

Abb. 5.4 Für den Selbsttest
sollten Sie sich etwas Zeit
in ungestörter Umgebung
nehmen. (c) Alexander Glück

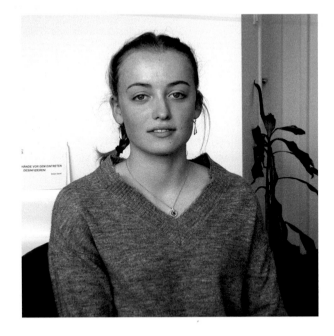

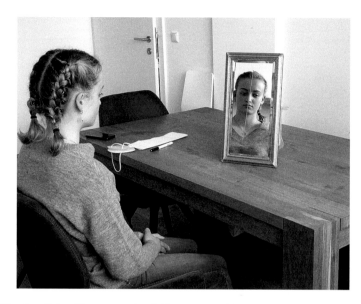

Abb. 5.5 Vor dem Spiegel kann man den Selbsttest gut alleine durchführen. (c) Alexander Glück

Gerade Mundöffnung?

Hier geht es darum, ob der geöffnete Mund einen eine Abweichung aufweist. Normalerweise ist er völlig gerade. Öffnen Sie einfach den Mund möglichst weit und beobachten
Sie dabei, ob der Unterkiefer dabei zur Seite zieht. Diese Abweichung kann auch
S-förmig sein. Der Strich auf dem Spiegel hilft Ihnen dabei, die Abweichung zu
erkennen. Eine asymmetrische Bewegung des Unterkiefers kann auf eine Craniomandibuläre Dysfunktion hindeuten (Abb. 5.3, 5.6, 5.7 und Abb. 5.8).

Normale Größe der Mundöffnung?

Die Öffnungsweite des Mundes beträgt bei Erwachsenen normalerweise 38 bis 42 mm
zwischen den oberen und unteren Schneidezähnen. Als Behelf können Sie den Zeige-
und den Mittelfinger verwenden, beide sollten problemlos dazwischenpassen. Wenn Sie
den Mund nicht so weit öffnen können, liegt vielleicht eine Craniomandibuläre Dysfunktion vor. Auch das Ausmaß der Seitwärtsbewegung sollte normal sein (Abb. 5.7).

Geräusche im Kiefergelenk?

Wenn Sie den Mund ein paar Mal so weit wie möglich öffnen und wieder schließen,
achten Sie einmal auf knackende oder reibende Geräusche. Es kann dabei hilfreich sein,
die Finger vor den Ohren aufzulegen, wo sich die Kiefergelenke bewegen. Vor allem ein
Knacken weist darauf hin, daß etwas nicht optimal zusammenpaßt (Abb. 5.10).

Abb. 5.6 Im Idealfall öffnet
sich der Mund symmetrisch.
(c) Alexander Glück

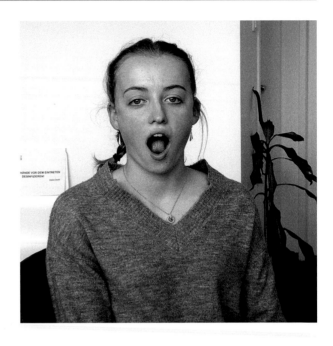

Abb. 5.7 Abweichungen sind
nach beiden Seiten möglich.
(c) Alexander Glück

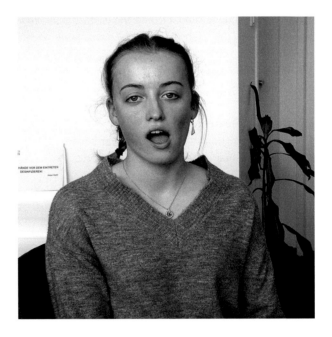

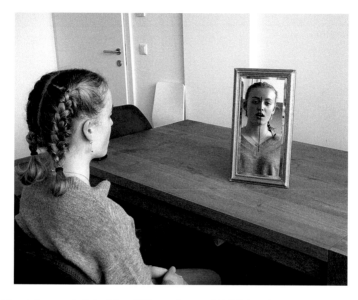

Abb. 5.8 Abweichungen bei der Mundöffnung lassen sich leicht erkennen. (c) Alexander Glück

Abb. 5.9 Achten Sie darauf,
wie weit Sie Ihren Mund
öffnen können. (c) Alexander
Glück

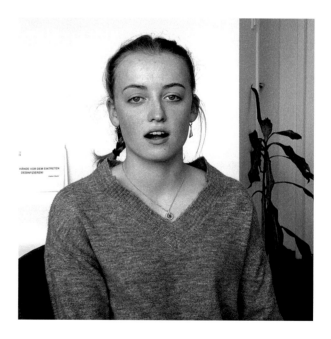

Abb. 5.10 Achten Sie auf
Geräusche beim Öffnen und
Schließen des Mundes. (c)
Alexander Glück

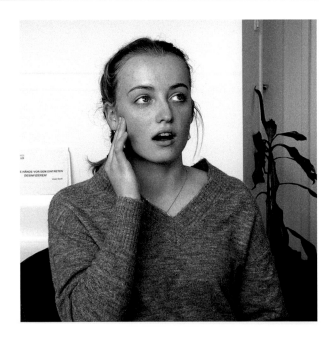

Wie gut passen Ober- und Unterkiefer zusammen?

Hier soll herausgefunden werden, ob die Kiefer beim Zusammenbeißen an den richtigen
Kontaktpunkten zusammentreffen. Dabei sollten Sie sich gar nicht so konzentrieren,
sondern so zusammenbeißen, wie Sie dies normalerweise tun. Beobachten Sie dabei, ob
der Zusammenbiß irgendwie ungewöhnlich erfolgt, wenn etwa einzelne Zähne früher
zusammentreffen als andere, wenn es knirscht oder sich nicht gut anfühlt. Müssen Sie
den Kiefer in eine bestimmte Richtung bewegen, damit die Zähne gut zusammenpassen?
Achten Sie auch auf einen schiefen Zusammenbiß. Wenn Sie außergewöhnliche Dinge
feststellen, könnte eine Craniomandibuläre Dysfunktion vorliegen (Abb. 5.11).

Der Wangenbereich

Nun werden bei geschlossenem Mund die Wangen und damit der wichtigste Kaumuskel,
der Masseter, abgetastet. Hier können Sie beispielsweise schmerzende oder verhärtete
Bereiche feststellen, auch ist es auffällig, wenn sich eine Seite anders anfühlt als die
andere. Auch begrenzte Bereiche, die sich anders anfühlen als andere, sollten Sie auf-
merksam machen (Abb. 5.12.).

Der Schläfenbereich

Man könnte meinen, daß die Schläfen vom Kieferbereich recht weit weg ist, aber hier
befindet sich ein wichtiger Kaumuskel, der Schläfenmuskel (Musculus temporalis).
Generell ist es immer relevant, wenn sich eine Seite anders anfühlt als die andere. In diesem
Bereich können Muskeln sowie Nerven schmerzen, etwa auch auf Druck (Abb. 5.13).

Abb. 5.11 Die Kontaktpunkte der Zahnreihen spürt man beim Zusammenbeißen. (c) Alexander Glück

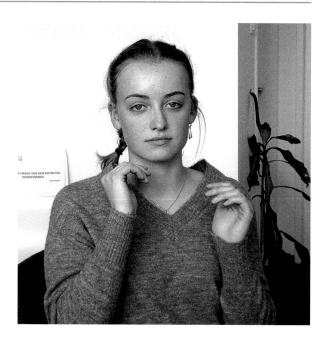

Abb. 5.12 Hier zeigt die Zahnärztin die richtige Fingerposition beim Abtasten. (c) Alexander Glück

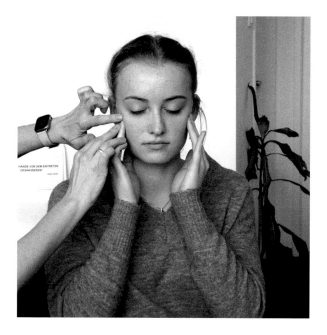

Abb. 5.13 Auch der
Schläfenbereich wird sorgfältig
abgetastet. (c) Alexander
Glück

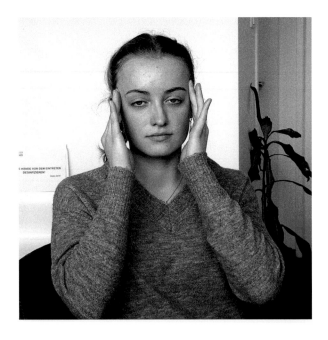

Kaumuskeln im Kieferwinkel

Jetzt werden bei geschlossenem Mund die Bereiche hinter dem Unterkiefer abgetastet,
ungefähr unterhalb der Ohren. Auch hier geht es darum, ob sich eine Seite anders anfühlt
als die andere, ob also irgend etwas nicht symmetrisch ist. Verhärtungen und Druck-
schmerz können auf eine Craniomandibuläre Dysfunktion hindeuten, besondere Aufmerksamkeit ist geboten, wenn sie nur auf einer Seite festzustellen sind (Abb. 5.14 und
Abb. 5.15).

Abnutzung der Zähne

Eine starke oder einseitige Abnutzung der Zähne kann ebenfalls auf eine Craniomandibuläre Dysfunktion hindeuten. Um dies festzustellen, verschieben sie die
zusammengebissenen Kiefer ohne Druck seitlich gegeneinander. Im Regelfall haben die
Seitzähne neben dem Eckzahn dann keinen Kontakt mehr zueinander. Wichtig ist auch,
ob die Eckzähne unterschiedlich lang oder auch sehr kurz sind, beides kann auf stärkere
Zahnabnutzung hinweisen. Auch Abschleifspuren an den Zähnen sollten beachtet
werden, sie können die Folge vom sogenannten „Knirschen" sein, bei dem vor allem
nachts die Zähne aufeinander reiben.

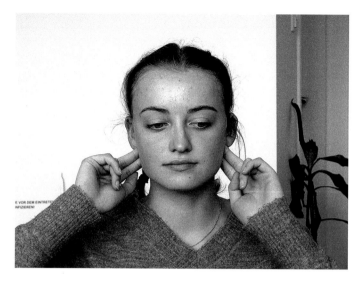

Abb. 5.14 Der Kieferwinkel wird abgetastet. (c) Alexander Glück

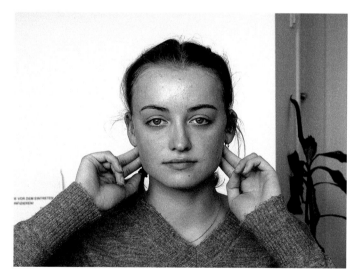

Abb. 5.15 Wenn sich die beiden Seiten unterschiedlich anfühlen, kann das Hinweis auf eine CMD sein. (c) Alexander Glück

5.2   Die zahnärztliche Diagnose

Haben Sie beim Selbsttest einen oder mehrere Hinweise auf ein mögliches Kiefergelenksyndrom gefunden, sollten Sie einen Spezialisten aufsuchen, um die Hintergründe
zu klären. Im einleitenden Arztgespräch können Sie ihn auf die von Ihnen selbst fest-
gestellten Abweichungen hinweisen, damit er bei den Untersuchungen auf diese genauer
achten kann (Abb. 5.16).

5.2.1   Die Anamnese

Im Rahmen der zahnmedizinischen Untersuchung findet zunächst eine gründliche
Besprechung der Vorgeschichte statt, die sogenannte Anamnese. Bei dieser Erfassung
der Krankengeschichte wird alles berücksichtigt, was zu den Beschwerden sowie auch
zu ihren möglichen Ursachen zu rechnen ist, sowie auch alle Symptome, selbst wenn
es sich bei ihnen nicht um Beschwerden handelt (zum Beispiel Kiefergeräusche). Bei
der Anamnese wird auch der allgemeine Gesundheitszustand erhoben, außerdem

Abb. 5.16 Ausmessen der
Kiefersituation. (c) Viviane
Österreicher

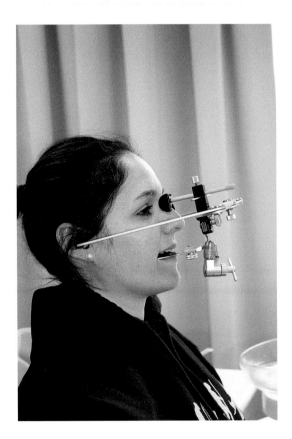

Belastungsfaktoren (Streß, Schlaflosigkeit). Es liegt auf der Hand, daß hierbei auch Beschwerden und Symptome aus anderen Körperbereichen (Rücken, Schultern) zur Sprache kommen, denn sie können eng mit der Craniomandibulären Dysfunktion zusammenhängen.

Es geht dabei aber nicht allein um körperliche Beschwerden, sondern auch um den seelischen Zustand des Patienten, weil er häufig zu Muskelverspannungen führt. Um dem Kiefergelenksyndrom auf die Spur zu kommen, ist es wichtig, die Zusammenhänge zwischen seelischer und körperlicher Anspannung im Zusammenhang mit dem Muskelapparat und vor allem dem Kauorgan zu verstehen. Beispielsweise arbeiten etliche Menschen ihren Streß durch nächtliches Zähneknirschen ab, das nicht nur die Zähne beansprucht, sondern auch die Kiefergelenke – und deshalb in eine Craniomandibuläre Dysfunktion übergehen kann.

Die Zusammenhänge zwischen dem körperlichen und dem seelischen Bereich sind enger, als man vielleicht annimmt: Das Sprechen, das sich im Kiefergelenkbereich entwickelt, hängt eng mit dem Denken und Empfinden zusammen, das Empfinden wiederum mit Anspannungen der Muskeln. Der Bereich der Kiefer steht deshalb nicht nur durch mögliche Fehlstellungen im Zentrum der Betrachtung, sondern auch, weil ihm die Aufgabe zufällt, über das Sprechen die seelische Ver- oder Entspannung zu beeinflussen. Und im Untersuchungsgespräch ist es übrigens auch das Kauorgan, durch das die Beschwerden dem Arzt überhaupt mitgeteilt werden.

Vom Kiefer läuft eine Funktionskette über Hals und Nacken bis in den Schulterbereich und von dort über den Rücken in entlegenere Körperregionen. Wenn sich unterwegs noch eine weitere Problematik zeigt, etwa ein Beckenschiefstand, hat der Körper eine Menge zu kompensieren, woraus sich dann möglicherweise deutliche Beschwerden ergeben.

5.2.2   Die Untersuchung des Kieferbereichs und der Muskulatur

Hier nimmt sich der CMD-Spezialist zunächst die offensichtlichen Abweichungen vor, wie es auch bei dem Selbsttest gemacht wurde. Es wird festgestellt, ob die Mundöffnung groß genug und symmetrisch ist, ob das Öffnen des Mundes Schmerzen oder Geräusche verursacht und ob es irgendwelche Abweichungen oder Auffälligkeiten gibt. Er achtet auch darauf, ob etwa schon das Öffnen des Mundes schmerzhaft ist, und bemerkt dabei auch Dinge, die dem Patienten gar nicht auffallen, so etwa, ob das Öffnen und Schließen des Mundes abrupt oder in einer weichen Bewegung erfolgt. Schiefstände und Asymmetrien fallen ihm eher auf, denn dem Patienten erscheinen seine eigenen Bewegungsabläufe auch dann als normal, wenn sie es, objektiv betrachtet, nicht sind (Abb. 5.17).

Um festzustellen, ob es funktionelle Störungen im Kauorgan gibt, bedient sich der Zahnarzt verschiedener Verfahren, die sich zunächst in klinische (manuelle) und instrumentelle (mit Geräten) unterteilen lassen.

Abb. 5.17 Die Untersuchung
beginnt mit dem Abtasten des
Kieferbereichs. (c) Alexander
Glück

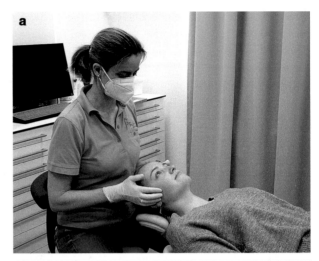

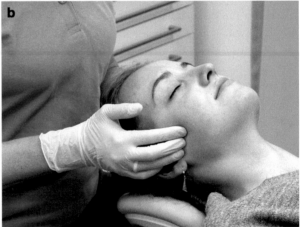

5.2.2.1 Klinische Funktionsanalyse

Bei der klinischen Untersuchung, die häufig auch als Screening-Test bezeichnet wird,
werden Kauapparat, Mundöffnung, Gelenke, Zähne (Kontaktpunkte und Abnutzung)
sowie die Muskulatur durch Abtasten und Betrachten im Ruhezustand und im Funktions-
ablauf untersucht. Das Abtasten erfolgt mit gleichbleibendem Druck, so können
empfindliche Bereiche, Verhärtungen und Verspannungen lokalisiert werden. Es werden
dabei alle Muskelgruppen untersucht, die am Kauvorgang beteiligt sind, außerdem die
Mundboden- und Gesichtsmuskulatur. Das geht weiter bis zu den Muskeln des Halses,
Nackens und des Schulterbereichs, weil auch sie mit den Muskeln des Kauorgans in
Verbindung stehen und über die Haltung und Bewegung des Kopfes ebenfalls für Fehlstellungen und Verspannungen verantwortlich sein können Abb. 5.19).

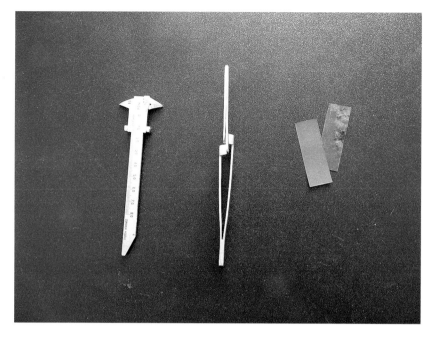

Abb. 5.18 Typische Geräte für die klinische Untersuchung des Zusammenbisses. (c) Alexander
Glück

Bei der klinischen Untersuchung des Kiefergelenks werden vom Zahnarzt sowohl im
Ruhezustand als auch bei Bewegung des Mundes Geräusche und Funktionsstörungen
ermittelt, wobei ihm die direkte Rückmeldung des Patienten über Schmerzen und unangenehme Bewegungen hilft (Abb. 5.20).

Bei der Untersuchung des Zusammenbisses werden Fehler in der Zahnkontakt-
Beziehung der Kiefer ermittelt. Nur wenn die Zahnreihen gut und passend aufeinander-
treffen, ist das Kausystem im Gleichgewicht. Störungen dieser wichtigen Balance
können zu einer Fehlstellung des Kopfes und zur Verspannung seiner Muskulatur führen,
was wiederum in andere Regionen ausstrahlen kann. Die allgemeine orthopädische
Stabilität des Körpers kann durch Störungen des Zusammenbisses aufgrund der Beeinflussung weiterer Muskeln aus dem Gleichgewicht gebracht werden (Abb. 5.21).

Die Untersuchung bezieht dabei auch die Geräusche ein, die beim schnellen
Schließen des Mundes entstehen. Der Spezialist kann aus manchen dieser Geräusche auf
einen gestörten Zusammenbiß schließen. Fehlende oder gekippte Zähne können seine
Vermutung weiter bestätigen. Die Zahnkontakte schließlich sind beim Zusammenbeißen
nicht erkennbar. Zu ihrer Feststellung bedient man sich farbiger Folien, auf die der
Patient beißen soll. Sie geben dabei etwas Farbe an die Stellen ab, an denen sich beim
Zusammenbiß die Kontaktpunkte befinden (Abb. 5.18 und 5.21 b).

Abb. 5.19 Die klinische
Untersuchung ist sehr
gründlich. (c) Alexander Glück

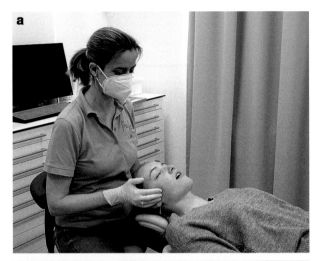

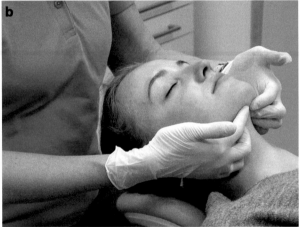

Nach der klinischen Untersuchung (Abb. 5.23) erfolgt die Planung der weiteren
Schritte, denn von ihr hängt ab, in welchen Bereichen eine instrumentelle Analyse
erforderlich ist. Außerdem kann bei starken Schmerzen und Verspannungen im Muskel-
bereich die Zusammenarbeit mit einem Orthopäden, Kieferorthopäden oder einem
Physiotherapeuten notwendig sein. Doch schon an diesem Punkt ist es möglich, das
Kiefergelenksyndrom einwandfrei zu diagnostizieren oder auszuschließen. Die weiter-

Abb. 5.20 Die Untersuchung erfolgt in entspannter Lage. (c) Alexander Glück

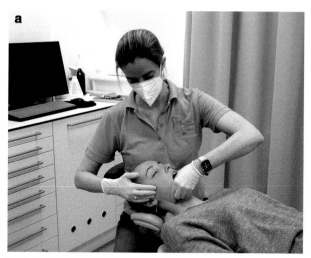

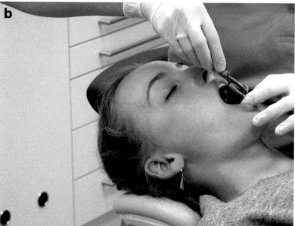

reichende instrumentelle Funktionsanalyse dient der Absicherung und Vertiefung des Befundes. Man weiß also jetzt, daß es bestimmte Funktionsstörungen gibt, aber mit der instrumentellen Untersuchung kann man genauer feststellen, worin sie besteht und wie sie sich auswirkt. Dieser Aspekt ist auch aus Kostengründen relevant, denn wenn hier bereits eine Craniomandibuläre Dysfunktion sicher ausgeschlossen werden kann, sind auch keine weiteren Untersuchungen erforderlich.

Abb. 5.21 Die Untersuchung
des Zusammenbisses. (c)
Alexander Glück

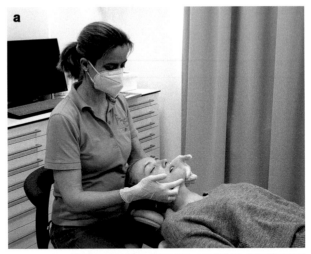

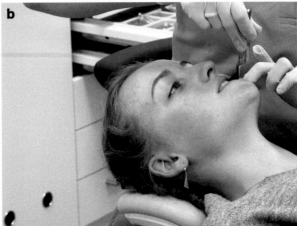

5.2.2.2 Instrumentelle Funktionsanalyse

Die instrumentelle Funktionsanalyse ermöglicht es dem Behandler, den kieferbezogenen
Ursachen der Craniomandibulären Dysfunktion weiter auf den Grund zu gehen.
Außerdem erhöht sie die Zielsicherheit und den Erfolg der Therapie. Die Ergebnisse
dieser Methode ergänzen die klinische Untersuchung in Bereichen, die ansonsten verborgen bleiben würden. Der besondere Wert der instrumentellen Diagnostik liegt darin,
daß sie aufgrund von Messungen zu reproduzierbaren Ergebnissen führt und deshalb als
wichtiger Baustein für die Erkennung und Erfassung etwaiger Fehlfunktionen im Kauorgan gilt (Abb. 5.24 und 5.25).

Abb. 5.22 Von der
Gelenkfunktion bis zur
Mundöffnung fließt alles in
die Untersuchung ein. (c)
Alexander Glück

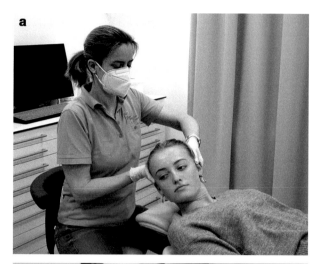

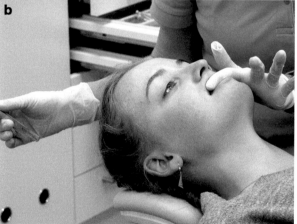

Anhand von Kieferabdrücken kann ein Funktionsmodell des Kauorgans angefertigt werden, um seine Funktion genauer untersuchen zu können. Dafür werden Kopien der beiden Kiefer in einem Artikulator montiert, der die Nachbildung der realen Bewegungsabläufe ermöglicht. Dieses Verfahren dient nicht allein der Veranschaulichung, sondern erlaubt auch eine genauere Untersuchung der Kieferbewegungen. Allerdings ist dafür eine genaue Einstellung der Positionen beider Kiefer im Zusammenbiß notwendig. Sie wird als Biß-Registrierung bezeichnet. Das Funktionsmodell des Kauorgans kann bessere Einblicke geben, wenn es auf der Grundlage einer Axiographie angefertigt wurde (Abb. 5.26).

Abb. 5.23 Auch der
Schläfen- und Nackenbereich
wird untersucht. (c) Alexander
Glück

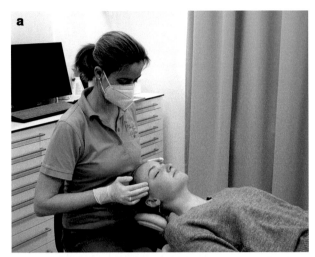

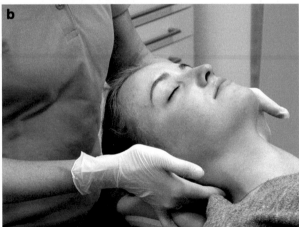

Als Axiographie (weitere Bezeichnungen sind Condylographie und Pantographie) wird eine Methode zur Aufzeichnung der Bewegungsabläufe von Kiefergelenken bezeichnet. Damit lassen sich die individuelle Scharnierachse der Kiefergelenke und die Grenzbewegungen der Kondylen (Kiefergelenksköpfchen) bestimmen. Damit kann der Artikulator genauer eingestellt werden, was die Kondylarbahnneigung (die Neigung der Strecke, die das Kiefergelenksköpfchen bei Mundöffnungsbewegungen zurücklegt), die Bennettbewegung (Bewegung des Kiefergelenksköpfchens bei Seitwärtsbewegungen) und die Front-/Seitenzahnführung betrifft. Der hierbei gebräuchliche Axiograph wurde 1978 vom Münchener Zahnarzt Heinz Mack entwickelt: Dabei handelt es sich um ein Gestell am Kopf des Patienten mit einem beweglichen Teil, welches am Unterkiefer

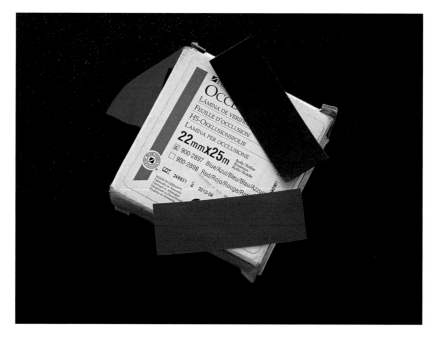

Abb. 5.24 Mit Okklusionsfolie können die Kontaktpunkte der Zähne markiert werden. (c) Alexander Glück

angebracht wird. Bei der Axiographie macht der Patient verschiedene Mundöffnungs-bewegungen (reine Öffnung, Nachvorneschieben der Zähne, seitliches Verschieben der Zähne, Knirschen der Zähne). Dabei werden von dem Gerät die genaue Position des Kiefergelenksköpfchen sowie die Bewegungsmuster des Unterkiefers registriert. Die Werte aus der Axiographie können anschließend in den Artikulator übertragen werden. Die Analyse im Artikulator ist dann deutlich präziser und aussagekräftiger als ohne Axiographie. Ohne vorherige Axiographie können beim Artikulator nur durchschnitt-liche Standardwerte eingesetzt werden, die Aussage der Artikulatoranalyse ist in diesem Fall weniger präzise (Abb. 5.27).

Auch eine Panorama-Röntgenaufnahme des kompletten Kieferbereichs wird für die Diagnostik herangezogen, weil sich mit ihr bestimmte andere Krankheitsursachen ausschließen lassen, so etwa Zahnwurzelentzündungen oder kieferchirurgische Probleme. Wenn die CMD-Untersuchung ohnehin vom eigenen Zahnarzt durchgeführt wird, kann dieser auf das wahrscheinlich bereits vorhandene Röntgenbild zurückgreifen beziehungs-weise kennt er ohnehin die zahnmedizinische Situation seines Patienten und kann deshalb solche Faktoren im Rahmen seiner Diagnostik einordnen (Abb. 5.28 und 5.30).

Abb. 5.25 Auch am
Artikulator wird mit
Okklusionsfolie gearbeitet. (c)
Alexander Glück

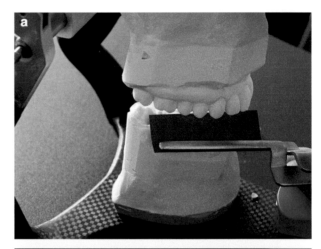

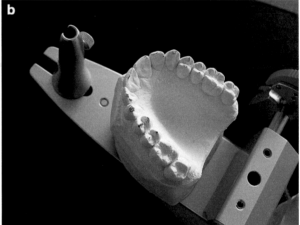

5.2.2.3 Bildgebende Verfahren

Die bildgebenden Verfahren wurden allerdings in den letzten Jahrzehnten erheblich
weiterentwickelt. Anstelle einfacher Röntgenaufnahmen auf Filmfolien zieht man heute
dreidimensionale Digitalbilder in hoher Auflösung heran, die verschiedene Darstellungen
erlauben und viel genauere Einblicke in die jeweilige Situation eröffnen. Hierfür bedient
man sich der Computertomographie (CT) oder der Volumentomographie (DVT), auch
das MRT-Verfahren bietet sich in diesem Zusammenhang an. Welches Verfahren aus-
gewählt wird, hängt nicht zuletzt von der Praxisausstattung ab. Der Behandler ent-
scheidet, welches bildgebende Verfahren sinnvoll ist (Abb. 5.29):

Abb. 5.26 Artikulator mit
eingesetzten Gipsabgüssen des
Kauapparats. (c) Alexander
Glück

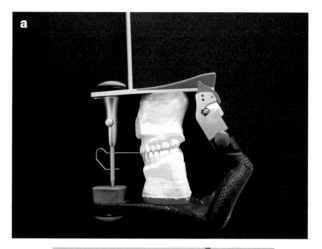

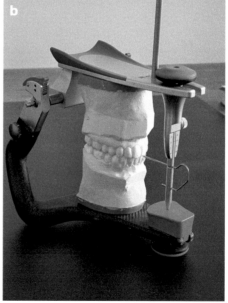

Computertomographie (CT)

Sie erlaubt eine dreidimensionale Darstellung des knöchernen Gewebes, wird aber nur
noch selten eingesetzt, da die dafür notwendige Strahlendosis vergleichsweise hoch ist.
Computertomographen gibt es nur beim Radiologen oder im Krankenhaus.

Abb. 5.27 Simulation von
Seitwärtsbewegungen mit dem
Artikulator. (c) Alexander
Glück

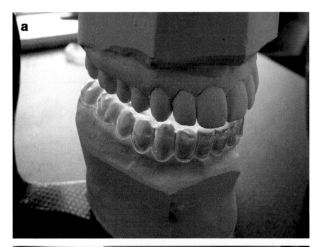

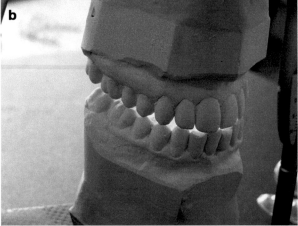

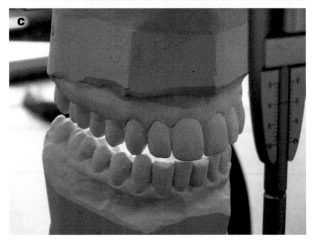

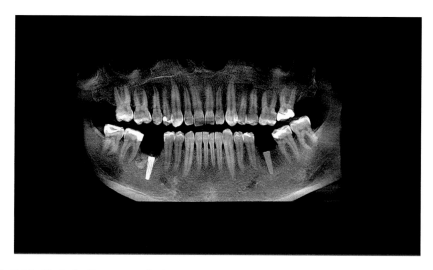

Abb. 5.28 Typische Panoramaaufnahme eines Gebisses im Zuge einer Implantatbehandlung. (c) Alexander Glück

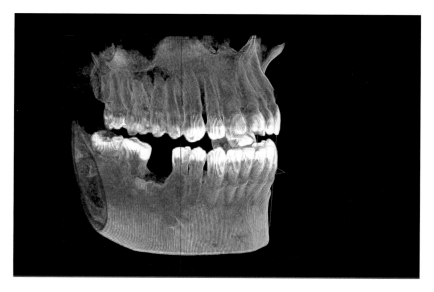

Abb. 5.29 Auf dem Gebiet der bildgebenden Verfahren wurden in den letzten Jahren immense Fortschritte gemacht. (c) Alexander Glück

Digitale Volumentomographie (DVT).
Auch hierbei handelt es sich um ein Verfahren zur dreidimensionalen Darstellung unter Einsatz von Röntgenstrahlen. Die Zahnheilkunde schritt beim Einsatz dieses Verfahrens voran, daher rührt die ursprüngliche Bezeichnung „dentale Volumentomographie". Die

Abb. 5.30 Röntgenaufnahme
eines Zahnwechsels. (c)
Alexander Glück

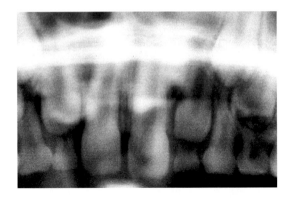

Abb. 5.31 Die
dreidimensionale Darstellung
erlaubt vorher nicht gekannte
Einblicke in den Kieferbereich.
(c) Viviane Österreicher

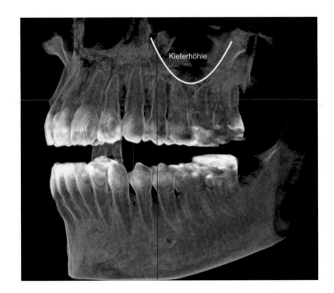

Strahlendosis ist geringer als die der Computertomographie. Mit dem Verfahren die
knöchernen Strukturen (Kiefergelenksköpfchen, Zähne, Entzündungen im Knochen) dargestellt. Solche Geräte befinden sich bereits in vielen Zahnarztpraxen, meist sind sie im
Panoramaröntgengerät integriert. Für die Aufnahme kann auch zu einem Kollegen über-
wiesen werden (Abb. 5.31).

Magnetresonanztomographie (MRT)
Mit diesem Verfahren ist eine gute Darstellung der Weichgewebe möglich. Es wird dann
eingesetzt, wenn Probleme mit dem Diskus artikularis des Kiefergelenkes (Verlagerungen)
vermutet werden, da nur dieses bildgebende Verfahren Weichteile gut abbilden kann. Für
dieses Verfahren überweist der Zahnarzt den Patienten zum nächsten damit ausgestatteten
Röntgeninstitut, weil MRT-Geräte in Zahnarztpraxen eher eine Seltenheit darstellen.

Moderne bildgebende Verfahren kommen mit einem Bruchteil der früheren Strahlen-
belastung aus, sie brauchen nur wenige Sekunden und liefern erstaunlich detail-
reiche und für die Diagnostik sehr wertvolle Bilder. Damit helfen sie, die richtigen
instrumentellen Diagnoseverfahren auszuwählen. Möglicherweise können bei besonders
komplexen Krankheitsbildern weitere diagnostische Verfahren zur Anwendung kommen,
eventuell werden auch Spezialisten aus anderen Fachrichtungen hinzuzuziehen sein.

5.2.3   Ermittlung psychosozialer Beeinträchtigungen

Schon zu Beginn der ärztlichen Untersuchung wurde in einem umfangreichen Gespräch
geklärt, welche Beschwerden und Symptome aufgetreten sind und wo die Ursachen
für die Beeinträchtigungen liegen könnten. Jetzt, nach erfolgter klinischer und
instrumenteller Untersuchung, kann unter Umständen noch ein weiteres Gespräch notwendig sein. Es dient – unter Zuhilfenahme von Fragebögen – dem Aufspüren psycho-
sozialer Beeinträchtigungen (Abb. 5.32).

Denn das Kiefergelenksyndrom ist nicht nur die Folge seelischer und körperlicher
Verspannungen, sondern auch seine Ursache im Rahmen einer Wechselbeziehung.
Unter psychosozialen Belastungen versteht man die Belastung von Geist und Seele.
Im Fall unseres Krankheitsbildes geht es darum, wie sich die Beschwerden und Beein-
trächtigungen, die von der Craniomandibulären Dysfunktion ausgehen, auf die
Empfindungswelt des Patienten auswirken, kurz gesagt: ob sie eine Leidenssituation
verursachen. Hieraus kann sich eine Reihe neuer körperlicher Beschwerden entwickeln,
was unter dem Begriff der Psychosomatik bekannt ist. Das körperliche Mißempfinden

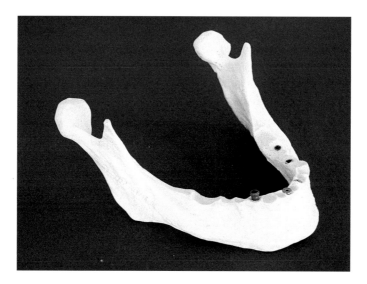

Abb. 5.32 Modell eines zahnlosen Unterkieferknochens. (c) Alexander Glück

wirkt sich hier auf das Seelenleben aus, es beansprucht die Ressourcen des Patienten. Wichtig ist hierbei, daß es nicht um die Eigenschaften des Patienten geht (Resilienz, Überempfindlichkeit), sondern um die Eigenschaften einer Situation und wie sie sich auf den Menschen auswirken. Schon Streß wird von vielen Menschen unterschiedlich wahrgenommen und verarbeitet, wobei es mehr oder weniger stark zu einer unspezifischen Reaktion des Organismus auf die erfolgte Belastung kommt. Streß ist aber nicht die Belastung selbst, sondern die Reaktion darauf. Hinsichtlich der Belastung sind die Menschen ebenfalls unterschiedlich duldsam. Normalerweise kann man zwischen legitimer Belastung und Fehlbelastung unterscheiden. Legitime Belastung kann zu einer Art positivem Streß führen, der sich in erhöhter Konzentration, Arbeitseifer und Zielstrebigkeit äußert. Fehlbelastungen sind oft einseitige oder zu hohe Belastungen, sie können zu schädlichem Streß und zu psychosomatischen Krankheiten führen.

Der Zahnarzt ist jedoch weder Psychologe noch Psychosomatiker, er kann deshalb in der Regel nur Hinweise darauf geben, in welcher Richtung weiter zu suchen sein könnte. Durch diesen Teil der Diagnose können wertvolle Hinweise auf weitergehende Behandlungsmöglichkeiten, vielleicht auch auf eine Veränderung der Lebens- oder Arbeitssituation, gegeben werden.

5.2.4 Differentialdiagnostik

Die zahlreichen Wechselbeziehungen zwischen den verschiedenen Funktionsbereichen des Bewegungsapparats legen nahe, daß Craniomandibuläre Dysfunktion zwar stets als Ursache von Beschwerden in Betracht gezogen werden sollte, jedoch nur in einem Teil der Fälle wirklich die Ursache ist. Es gibt viele Ursachen für Schmerzen im Kopfbereich. Aus diesem Grund ist einerseits eine genaue Diagnose, andererseits eine gute Differentialdiagnostik wichtig. Diese ist im Idealfall fachübergreifend angelegt, damit andere Erkrankungen aus verschiedenen medizinischen Fachgebieten ausgeschlossen werden können. Hierfür ist es wesentlich, den CMD-Zahnarzt genau über andere vorhandene Krankheiten zu informieren. Bei unklarer Diagnose wird man die Beurteilung aus anderen Fachgebieten heranziehen.

Therapie

6

Inhaltsverzeichnis

Therapie

Die Behandlung von CMD baut auf schonende und reversible Verfahren, die individuell auf den Patienten abgestimmt werden. Wesentlich ist die frühzeitige Aufklärung des Patienten über die Zusammenhänge sowie eine korrekte Diagnosestellung. Es hilft dem Patienten außerdem sehr, wenn er auch Hinweise für die Selbstbehandlung, für Übungen daheim, für eine Verbesserung seiner Ernährung und für die Vorbeugung erhält.

Grundgedanke bei der Behandlung von Craniomandibulärer Dysfunktion ist eine schonende und reversible Vorgehensweise. Dabei werden wissenschaftlich anerkannte Therapiekonzepte je nach Schweregrad eingesetzt und individuell auf den Patienten abgestimmt. Wesentlich ist für den Erfolg der Therapie die frühzeitige Aufklärung des Patienten über die Zusammenhänge seiner Symptome und der ihnen zugrunde liegenden Krankheit, nicht minder eine korrekte Diagnosestellung. Es hilft dem Patienten außerdem sehr, wenn er auch Hinweise für die Selbstbehandlung, für Übungen daheim, für eine Verbesserung seiner Ernährung und für die Vorbeugung erhält. Hierzu gehören auch Informationen über Kälteanwendungen, Entspannungsübungen und die Bewältigung von Streß.

6.1   Aufbißschienen

Die Aufbißschiene stellt die häufigste Therapieform für Craniomandibuläre Dysfunktion dar. Sie ist einfach anzufertigen und bei sachgemäßer Anfertigung eine zuverlässige Hilfe, die Beschwerden einer Craniomandibulären Dysfunktion zu lindern. Eine richtige CMD-Schiene ist unter den vielen verschiedenen Schienenarten, welche in der Zahnmedizin Anwendung finden, eine spezielle. Es gibt verschiedene Arten davon, die nachfolgend kurz vorgestellt werden (Abb. 6.1).

6.1.1   Vorkonfektionierte Schienen, zum Beispiel „Aquasplint"

Ihr Einsatz empfiehlt sich vor allem für Patienten, welche sich gerade in einem akuten Zustand einer CMD-Symptomatik befinden. Diese Patienten haben neben anderen Symptomen zum Teil auch eine derart eingeschränkte Mundöffnung, daß kein Abdruck oder Scan der Zähne möglich ist, der für die Herstellung einer individuelle Schiene nötig wäre. Also wird – neben dem Einsatz von Medikamenten – zunächst versucht, den Patienten mittels einer solchen Schiene aus dem akuten Schmerzstadium zu befreien. Wenn nach ein paar Tagen die Mundöffnung besser möglich ist, kann ein Abdruck oder Scan für die Herstellung einer individuellen CMD-Schiene angefertigt werden.

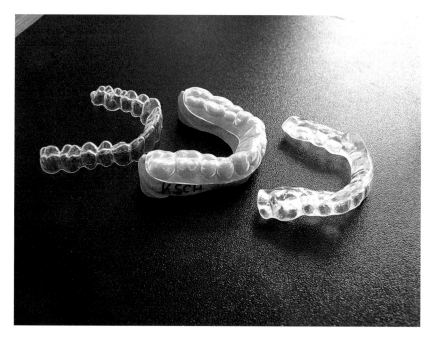

Abb. 6.1 Verschiedene Aufbißschienen. (c) Alexander Glück

6.1.2 Individuelle Schienen

Solche Schienen werden für den jeweiligen Patienten genau passend hergestellt. Dafür ist ein Abdruck oder ein Abtasten der Zähne mittels einer 3D-Kamera (Scan) notwendig (Abb. 6.2, 6.3, und 6.4).

6.1.3 Dünne Schienen

Hierbei handelt es sich um tiefgezogene Schienen mit einer Wandstärke von lediglich 0,5 mm. Ihr Haupteinsatzgebiet ist die Kieferorthopädie. Sie können als aktive Schienen genützt werden, um Zähne nach und nach in eine gewünschte Position zu bewegen („Aligner-Methode"). Zusätzlich werden sie häufig zwecks Stabilisierung der Zahn-stellung nach einer Zahnspangenbehandlung eingesetzt. Sie können bei der Abklärung nächtlichen Knirschens helfen. In diesem Fall wird nach einer Tragezeit von ein paar Wochen die Schiene auf mögliche Knirschspuren untersucht. Als Schutz gegen das Knirschen haben sie einen zeitlich begrenzten Effekt, da sie zu dünn sind, um den starken Kräften des Knirschens länger zu trotzen.

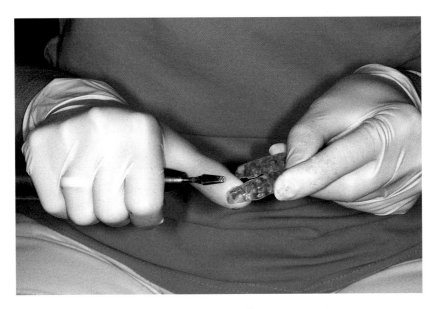

Abb. 6.2 Anpassung einer CMD-Schiene. (c) Viviane Österreicher

Abb. 6.3 Individuell
angefertigte CMD Schiene
mit speziell auf den Patienten
angepasster Kauebene. (c)
Alexander Glück

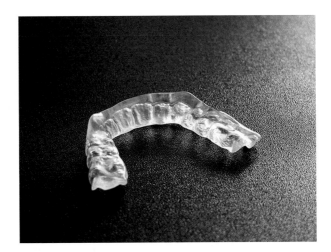

6.1.4   Klassische Knirschschienen

Solche Schienen sollen die schädlichen Folgen des Zähneknirschens verhüten, indem
die dabei auftretende Abrasion nicht mehr das Zahnmaterial schädigt, sondern nun das
Schienenmaterial. Meistens wird als Material für die Herstellung weicher Kunststoff verwendet, der die Knirschkräfte abfangen soll. Das weiche Material bietet dem Patienten
einen gewissen Komfort, da das Zubeißen sanft abgefedert wird. Knirschschienen

Abb. 6.4 Die spezielle Formgebung an der Frontzahnreihe ist hier gut zu erkennen. (c) Alexander Glück

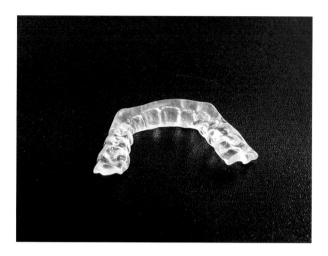

werden oft für den Unterkiefer angefertigt, damit der Patient ungehindert sprechen kann. Bei der Herstellung der Schiene wird meisten kein kiefergelenksbezogener Biß verwendet. Deshalb ist diese Schiene vor allem für Patienten gedacht, welche knirschen, aber keine weitere Symptome einer Craniomandibulären Dysfunktion aufweisen (Abb. 6.5).

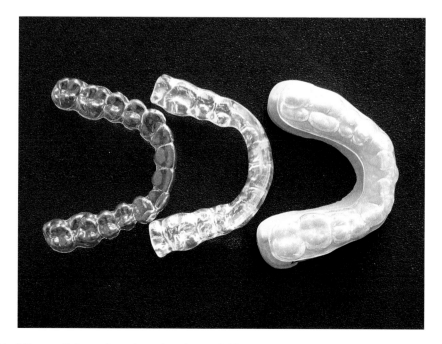

Abb. 6.5 von links nach rechts: eine dünne Schiene (Aligner), eine CMD-Schiene und eine Knirschschiene. (c) Alexander Glück

6.1.5 CMD-Schienen („Michigan-Schienen", „Relaxionsschienen")

Bei diesen Spezialschienen handelt es sich um die Schienen mit dem für eine CMD-Therapie höchsten Wert, allerdings erfordert ihre Herstellung auch besonders hohen Aufwand. Für ihre Herstellung setzt man harten Kunststoff ein, da dieser sehr präzise gestaltet und eingeschliffen werden kann. Schienen dieser Art haben eine Materialstärke von etwa 3–5 mm. Diese Schienen werden für die Zähne im Oberkiefer hergestellt. Sie sind derart gestaltet, daß das Kiefergelenk gut abgestürzt ist und die Bewegungen des Unterkiefers gelenksgerecht geführt werden. Dadurch kommt es nicht nur zu einer Entspannung der Kaumuskeln, in weiterer Folge auch der Nacken- und Schultermuskulatur (Abb. 6.6).

Sie können nur nachts, bei stärkeren Beschwerden auch tagsüber, getragen werden, wobei sie zum Essen und zur Zahnpflege stets aus dem Mund genommen werden müssen. Über die Wirksamkeit von Okklusionsschienen gibt es Untersuchungen mit unterschiedlichen Ergebnissen.

Für die genaue und kiefergelenksgerechte Herstellung einer solchen Schiene sind die folgenden Schritte erforderlich:

Scannen
Die Zähne des Patienten werden mit einem Intraoralscanner eingescannt. Dies ist eine relativ junge Technik, die dem Patienten den klassischen (und unbeliebten) Abdruck (Abb. 6.7 und 6.8) mit einer weichen, aushärtenden Masse erspart. Eine 3D-Kamera tastet dabei die Oberfläche der Zähne ab und speichert die Zahnbögen als 3D-Bilddatei ab. Diese Datei kann anschließend dem Zahntechniker via Internet übermittelt werden, daher ist dieses Verfahren auch sehr schnell. Alternativ können klassische Abdrücke der Zähne gemacht werden. Diese müssen zwecks Herstellung von Zahnmodellen mit Gips ausgegossen werden.

Abb. 6.6 Die Schiene muss sehr präzise eingeschliffen werden, um eine gleichmäßige Verteilung der Zahnkontakte zu gewährleisten. (c) Viviane Österreicher

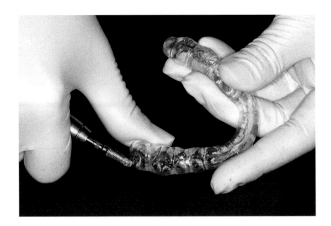

Abb. 6.7 Mit solchen
Geräten werden die Zähne des
Oberkiefers abgeformt. (c)
Alexander Glück

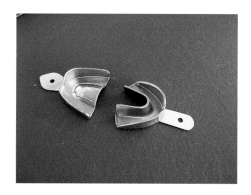

Abb. 6.8 Aus diesem Pulver
wird eine schnell härtende
Abformmasse zubereitet. (c)
Alexander Glück

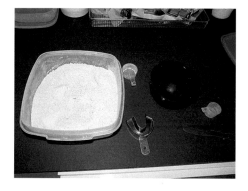

Abb. 6.9 Die Löffel zum
Abformen der Ober- und
der Unterkieferzähne. (c)
Alexander Glück

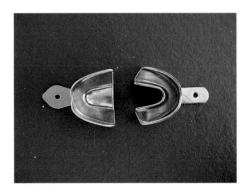

Bißnahme

Diese erfolgt in einer entspannten Lage, in der sich der Unterkiefer in RKP, also der idealen retralen Kontaktposition, befindet. Dafür wird der Patient in einer bequemen, horizontalen Position gelagert. Er bekommt eine vorkonfektionierte Schiene eingesetzt (zum Beispiel Fabrikat „Aqualizer"), welche verhindert, daß sich die oberen und unteren Zähne des Patienten berühren. Der Patient darf nun 10 min lang entspannt liegenbleiben. In dieser Zeit „vergißt" das Gehirn, wie die oberen und unteren Zähne zusammenpassen, und der Unterkiefer rutscht in eine kiefergelenksgerechte Position.

Nach diesen 10 min wird der Biß genommen, welcher die kiefergelenksbezogene Lage des Unterkiefers registriert. Hierfür wird eine weiche Silikonmasse zwischen die Zähne gebracht, welche binnen einer Minute fest wird. Während der Bißnahme liegt der Patient nach wie vor in einer waagerechten Position. Das ist wichtig, da später die Schiene auch vor allem nachts, wenn der Patient liegt, getragen wird (Abb. 6.9).

Anlegen eines Gesichtsbogens

Der Gesichtsbogen ist ein Gestell aus Metall, das der Zahnarzt verwendet, wenn eine besonders präzise Arbeit ansteht und die Zahnmodelle des Patienten in einen Artikulator eingebaut werden sollen. Ein Artikulator ist eine Apparatur zur Nachahmung des menschlichen Kauorgans. Zahntechniker verwenden einen solchen, wenn er größere zahntechnische Arbeiten für einen Patienten anfertigt. Ein Artikulator besteht aus einem oberen und einem unteren Teil, in welche jeweils die oberen und unteren Zahnmodelle des Patienten eingesetzt werden. Mithilfe des Artikulators können die Kaubewegungen des Patienten nachgeahmt werden, damit man die zahntechnische Arbeit diesem Kauvorgang genau anpassen kann.

Um die Zahnmodelle exakt in dem Artikulator (Abb. 6.10) positionieren zu können, ist der Einsatz des Gesichtsbogen notwendig (Abb. 6.11). Er dient zur Registrierung der Lage der Oberkieferzähne im Bezug zum Kiefergelenk Diese Registrierung ist ganz wesentlich, um die Ebenen der CMD-Schiene korrekt, also kiefergelenksgerecht, einstellen zu können. Das ist auch der größte Unterschied zwischen einer gewöhnlichen Knirschschiene und einer CMD-Schiene: Die CMD-Schiene ist kiefergelenksgerecht hergestellt. Beißt der Patient auf die Schiene, so befindet sich sein UK in einer kiefergelenksgerechten Position, und genau hierfür wird der bei der Herstellung einer CMD-Schiene erforderliche erhebliche Mehrauswand getrieben. Auf diese Weise bringt die CMD-Schiene Entspannung in das Kauorgan, die Kiefermuskeln müssen den Unterkiefer nicht ständig in einer unnatürlichen Position halten (Zwangsbiß), wie es etwa der Fall ist, wenn der Zusammenbiß nicht stimmt, weil die Zähne falsch stehen (Malokklusion).

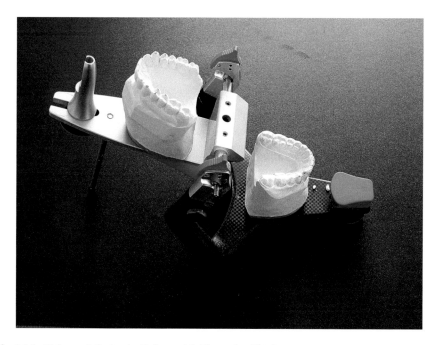

Abb. 6.10 Zahnmodelle im Artikulator. (c) Alexander Glück

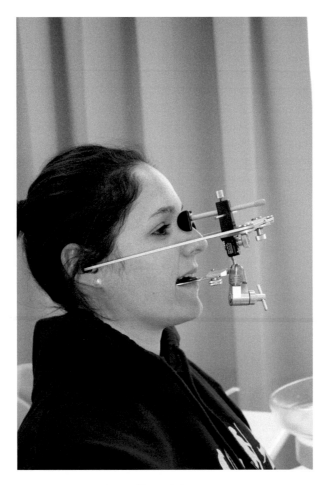

Abb. 6.11   Gesichtsbogen. (c) Dr. Viviane Österreicher

   Die CMD-Schiene muß in mehreren Folgeterminen kontrolliert und eingeschliffen werden. Das ist deshalb notwendig, weil das Kiefergelenksköpfchen eventuell erst durch das Tragen der Schiene nach und nach in seine ideale Position rutscht.

6.2   Weitere Behandlungsmöglichkeiten

Die Anfertigung einer Schiene ist im Grunde die Therapie der Wahl, weil sie direkt an die Ursache im Kiefergelenk herangeht. Trotzdem gibt es auch noch andere Therapieformen, die je nach Ausgangslage eine Schienentherapie sinnvoll ergänzen und in bestimmten Fällen auch ersetzen können. Einige dieser Therapieformen reichen in die Alternativmedizin hinein, sie können für entsprechend disponierte Patienten durchaus eine Lösung ihrer Beschwerden darstellen. Und dabei sollte ihr therapeutischer Wert nicht unterschätzt werden, denn nicht immer ist eine Craniomandibuläre Dysfunktion die Folge von Fehlern der Gelenkfunktionen. So sehr an ihrer Entstehung auch seelische Faktoren beteiligt sein können, so wirkmächtig können in diesen Fällen auch Heilverfahren sein, die auf die Wiederherstellung des seelischen Gleichgewichts zielen. Es mag Fälle geben, die sich dadurch bessern, daß der Patient seine Sorgen schildern kann, daß ihm dabei zugehört wird und daß der Behandler „etwas macht". Unter diesen Behandlungen gibt es etliche mit einer nachgewiesenen physiologischen Wirkung auf medizinischer Grundlage. Andere fußen auf traditionellen Gesundheitskonzepten und „uraltem Wissen" – sie halten zuweilen einer wissenschaftlichen Überprüfung nicht stand, werden hier aber trotzdem erwähnt, da von ihnen meist keine Schädigung zu erwarten ist.

6.2.1   Akupunktur

Die Akupunktur ist eine Behandlungsmethode aus der Traditionellen Chinesischen Medizin. Ihre Wirkungsweise beruht darauf, vermutete Energieflüsse durch Nadelstiche in bestimmten Körpermeridianen positiv zu beeinflussen. Die Akupunktur verbessert das Wohlbefinden der Patienten nachweislich, allerdings konnte in wissenschaftlichen Studien kein Wirkungsunterschied zwischen der Scheinakupunktur, bei der man die Nadeln an beliebige, zufällige Stellen setzt, und der regelgerechten Akupunktur belegt werden. Wissenschaftlich belegt hingegen ist die Ausschüttung von Serotonin in der Umgebung der gesetzten Nadel. Serotonin ist als „Glückshormon" bekannt und steigert das Wohlbefinden des Patienten. Möglicherweise ist die Kombination eines Behandlungsvorgangs gepaart mit der leichten Serotoninausschüttung ausschlaggebend für ihre empfundene Wirksamkeit.

6.2.2   Arzneimittel (begleitend gegen Muskelschmerzen und zur Muskelentspannung)

Medikamente können vor allem in der anfänglichen Akutphase der CMD-Beschwerden rasch und zuverlässig Linderung verschaffen. Zum einen gelingt das durch die direkte Wirkung von Schmerzmitteln, welche schlicht den Schmerz unterdrücken. Viele Schmerzmittel haben auch einen willkommenen entzündungshemmenden Effekt (NSAR = Nichtsteroidale Antirheumatika). Zum anderen kommen muskelentspannende Mittel zum Einsatz (Muskelrelaxantien). Diese setzen die Grundspannung der Muskulatur herab. Ein dauerangespannter Muskel fängt früher oder später zu schmerzen an. Als Reaktion auf den Schmerz antwortet der Körper häufig mit einer Zunahme der Muskelspannung. Diese verstärkt wiederum den Schmerz. Nicht nur Schmerzmittel, sondern auch die Muskelrelaxantien sind enorm hilfreich, um diesen Teufelskreis zu durchbrechen. Der Patient wird durch die Unterbrechung des Schmerzes rasch und zuverlässig von seinen akuten Beschwerden befreit. Eventuelle Mundöffnungseinschränkungen bessern sich in der Regel durch die medikamentöse Therapie oft innerhalb weniger Tage, der behandelnde Zahnarzt oder Kieferorthopäde kann dann weitere Untersuchungen leichter durchführen und eine individuelle Schiene anfertigen.

Die Einnahme der schmerzstillenden, entzündungshemmenden oder muskelentspannenden Medikamente sollte nicht länger als ein paar Tage andauern, um etwaige Belastungen für den Magen oder etwa die Nieren zu vermeiden. Außerdem gilt es zu beachten, daß die Reaktions- und Fahrtüchtigkeit unter dem Einfluß von Muskelrelaxantien leidet, der Patient darf diese Mittel also nur abends einnehmen oder tagsüber, wenn er das Haus nicht verlassen wird. Leidet der Schlaf sehr unter den Symptomen der Craniomandibulären Dysfunktion, so kann auch die vorübergehende Einnahme von Schlafmitteln in Betracht gezogen werden.

6.2.3 Botulinumtoxin

Bei Menschen mit einem zu hohen Muskeltonus der Kaumuskeln ist schon versucht worden, diesen Muskeltonus mittels Botoxinjektionen zu reduzieren. Botulinumtoxin – landläufig Botox – ist ein sehr starkes Gift, das in der Vergangenheit vor allem durch Lebensmittelvergiftungen in Erscheinung getreten ist. Es wirkt lähmend und kann im Fall einer Vergiftung durch Lähmung der Atemmuskulatur zum Ersticken führen. Diese lähmende Wirkung wird in der kosmetischen Medizin genutzt, um die Grundspannung – den Muskeltonus – der Gesichtsmuskulatur zu reduzieren oder manche Muskelgruppen vorübergehend komplett zu lähmen. Beispielsweise führt eine Lähmung bestimmter Stirnmuskeln zu einer Verminderung von Falten in diesem Bereich. In der Regel hält die Wirkung etwa drei bis sechs Monate an, dann ist das injizierte Botulinumtoxin wieder abgebaut.

Beim Einsatz dieses Gifts zur Lockerung der Kaumuskeln kommt es allerdings zu einem unerwünschten Nebeneffekt: Hierdurch wird die Krafteinwirkung auf den Unterkiefer herabgesetzt, was zu einer Verminderung der Knochendichte führt, und zwar auch dann, wenn zwischen den einzelnen Injektionen die übliche Zeitspanne von drei Monaten eingehalten wird. Bei anhaltender Botoxtherapie in der Kiefermuskulatur nimmt also das Risiko eines Unterkieferbruchs zu. Möglicherweise könnte eine kurzfristige Anwendung von Botulinumtoxin in bestimmten Fällen sinnvoll sein, allerdings liegen Untersuchungsergebnisse vor, nach denen sich der Kieferknochen auch längerfristig nicht mehr regeneriert.

6.2.4   Craniosakraltherapie (alternativmedizinische Schädel-Kreuzbein-Therapie)

Die Craniosakraltherapie hat sich auf der Basis der Osteopathie entwickelt und zählt zu den alternativmedizinischen Behandlungsformen. Der Therapeut wendet manuelle Techniken an, er übt sanften Druck und Zug auf verschiedene Körperteile aus, unter anderem auf den Kopf, die Wirbelsäule, das Becken usw. Dabei versucht der, den „Craniosakralen Rhythmus" (rhythmische Pulsationen der Gehirn-Rückenmarksflüssigkeit) zu ertasten und positiv zu beeinflussen. Weiters geht die Lehre der Craniosakraltherapie davon aus, daß sich die Schädelknochen von Erwachsenen in geringem Maße gegeneinander verschieben lassen. Allerdings konnte bisher weder die Existenz des Craniosacralen Rhythmus noch der Nutzen dieser Therapieform über den Placeboeffekt hinaus wissenschaftlich bewiesen werden. Möglicherweise ist der Eindruck eines Behandlungsvorgangs zusammen mit dem Entspannungswert dieser Behandlungen ausschlaggebend für ihre empfundene Wirksamkeit.

6.2.5   Entspannungsübungen (Yoga, Autogenes Training, Muskelrelaxion) bei Streß als Ursache

Entspannungsübungen und generell entspannende Behandlungsformen können jedem CMD-Patienten empfohlen werden. Selbst wenn man sich nicht gestresst fühlt, können dadurch unbewusste Spannungen vermindert werden. Hierfür stehen dem Patienten verschiedene Techniken zur Verfügung, für jeden Geschmack ist etwas dabei. Allen Techniken ist gemeinsam, daß man sich dabei unter anderem auf die eigene Atmung konzentriert und damit den Spannungszustand des Körpers bewusst wahrnimmt und vermindert. Es gibt auch spezielle Entspannungsübungen für die Kaumuskeln, die besonders bei CMD-Patienten hilfreich sind. In Studien konnte nachgewiesen werden, daß eine Kombination aus Schienentherapie und Entspannungsübungen besser und längerfristig hilft als der alleinige Einsatz der Schienentherapie.

6.2.6   Osteopathie (bei Störungen und Bewegungseinschränkungen der Muskeln und Gelenke)

Unter Osteopathie werden im allgemeinen Sprachgebrauch verschiedene Techniken der Manuellen Medizin beziehungsweise Chiropraktik verstanden. Ähnlich wie bei der Craniosakraltherapie fehlt der wissenschaftliche Beweis für die Wirksamkeit. Möglicherweise ist der Eindruck eines Behandlungsvorgangs zusammen mit dem entspannenden Effekt dieser Behandlungsformen ausschlaggebend für ihre empfundene Wirksamkeit.

6.2.7   Physikalische Maßnahmen (Wärme-, Kälteanwendungen, Rotlicht, etc.) zur Schmerzlinderung

Mit den verschiedenen physikalischen Wärme- und Kälteanwendungen stehen sehr einfach verfügbare Mittel zur Verfügung, mit denen in vielen Fällen die Symptome einer Craniomandibulären Dysfunktion gelindert werden können. Bei akuten entzündlichen Prozessen, etwa bei einer akuten Entzündung im Kiefergelenk, ist es sinnvoll, kalte Kompressen aufzulegen. Diese mindern nicht nur die Schmerzen, bei längerer Kälteeinwirkung (über 10 min) lässt sich sogar ein entzündungshemmender Effekt feststellen. Im Fall von muskulären Verspannungen sind hingegen warme Auflagen oder Infrarotbestrahlungen hilfreich. Die Wärme fördert die Durchblutung und beschleunigt den Stoffwechsel, Abbauprodukte der Muskeln können dann schneller abtransportiert werden. Zusätzlich wirkt die Wärme krampflösend und entspannend auf die Muskelfasern. Als Wärmequellen sind zum Beispiel warme Bäder, warme Auflagen, erhitzte Kirschkernkissen oder auch Infrarotlampen geeignet.

6.2.8   Physiotherapie bei Streß oder psychischen Problemen als Ursache

Die Physiotherapie ist neben der Schienentherapie und der medikamentösen Therapie eine der drei wichtigsten Säulen in der Behandlung der Craniomandibulären Dysfunktion.

Im Rahmen des ersten Physiotherapietermin führt der Therapeut eine ausführliche Beschwerdeanamnese durch, bei der auch Alltagsfaktoren wie zum Beispiel die Arbeitsbelastung und sportliche Aktivitäten berücksichtigt werden. Er berät auch bezüglich der Arbeitsplatzergonomie. Anschließend untersucht er die Muskeln und Nerven im Bereich der Kiefergelenke, der Halswirbelsäule und der angrenzenden Brustwirbelsäule und achtet auf (schmerzhafte) Bewegungseinschränkungen. Er analysiert das Bewegungsverhalten beim Öffnen und Schließen des Kiefers.

Zur erfolgreichen Behandlung zählt einerseits der manuelle Behandlungsansatz durch die Physiotherapie. Hierbei wendet der Therapeut bestimmte Gelenkstechniken wie Traktion, Gleiten usw. an. Dabei übt er zum Beispiel Zug auf das Gelenk aus, um es zu dehnen. Andererseits umfaßt die erfolgreiche Behandlung auch die Demonstration von Übungen, die der Patient zuhause eigenverantwortlich durchführen soll.

Auch das „Tapen" gehört heutzutage zum Repertoire der Physiotherapeuten. Viele kennen die verschiedenfarbigen Bandagen von den Profisportlern, welche damit von ihren Physiotherapeuten versorgt werden. Die „Tapes" werden auf bestimmte Körperteile, häufig entlang mancher Muskeln, geklebt. Ihre Unterseite ist leicht strukturiert und stimuliert damit während der körpereigenen Bewegung die Durchblutung. Im Rahmen einer CMD-Behandlung werden diese Aufkleber gerne entlang dem Unterkiefer oder auf den Hauptkaumuskel, den Musculus masseter, angebracht.

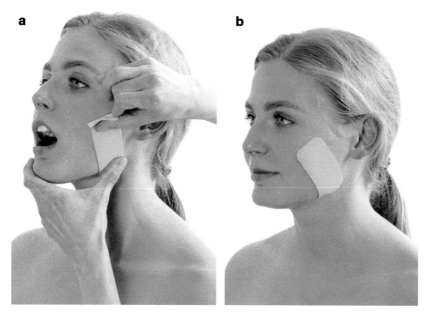

Aus Albrecht et al. 2019 (Ulrike Albrecht, Klaus Albrecht, Melanie Weinert, Peter Nydahl, Anna Littwin, Manuela Motzko, Wiebke Wasilewski, Birgit Kumbrink und Markus Spalek: Therapeutische Interventionen. In: M. Motzko, M. Weinert, U. Albrecht (Hrsg.), Kiefergelenk und Kaustörungen. Springer, Berlin Heidelberg, S 174)

6.2.9 Transkutane elektrische Nervenstimulation (TENS) zur Entspannung der Muskulatur und Reduktion der Schmerzen

Die Anwendung der TENS gehört zum Bereich der physikalischen Medizin. Dieses Verfahren nützt die Tatsache, daß Schmerzen im Körper über elektrische Impulse der Nerven übertragen werden. TENS-Geräte bestehen aus Elektroden, welche auf die Haut geklebt werden, und einem Gerät, das schwache elektrische Impulse erzeugt. Die elektrischen Impulse, welche vom TENS Gerät gesendet werden, überlagern die Schmerzimpulse der Nervenbahnen. Dadurch wird die Schwelle zur Schmerzwahrnehmung dieser Nerven herabgesetzt. Die behandelten Patienten berichten meist über deutliche Linderung ihrer Schmerzen.

6.2.10 Triggerpunkt-Infiltrationen der Muskulatur

Trigger = Auslöser. Ein Triggerpunkt ist ein kleiner Bereich der Muskulatur (ungefähr erbsengroß), in dem Muskelfasern und eventuell die darüberliegende Faszie miteinander verklebt sind. Dieser verklebte Bereich kann unmittelbar Schmerzen auslösen oder auch für Schmerzen in entfernteren Körperregionen verantwortlich sein. Die Triggerpunkte können mit Akupunkturnadeln behandelt werden, es können jedoch auch Substanzen injiziert werden:

- Kochsalzlösung. Dadurch sollen Muskelfaserverklebungen gelöst werden.
- Lokalanästhetikum. Zusätzlich zur lösenden Wirkung wird der Schmerz gestillt.
- Botulinumtoxin. Hiermit kann die Muskelspannung über Monate verringert werden, allerdings ist der Einsatz umstritten.

6.2.11 Zahnsanierungen, kieferorthopädische oder chirurgische Maßnahmen

Es versteht sich von selbst, daß die Erhaltung der Zahngesundheit sich positiv auf das gesamte Kauorgan auswirkt. Gesunde Zähne bedeuten, daß beide Kauseiten gleichermaßen eingesetzt werden können, daß die Bißhöhe der Zähne die Kieferbewegungen unterstützt. Werden die Zähne durch Karies, Abnutzung oder Traumata geschädigt, so ist es wichtig, diese Zähne im Sinne der Prävention weiterer Schäden oder Komplikationen so bald als möglich zu sanieren.

Ist das Gebiß durch Zahnverluste oder Schäden an den Zähnen bereits in Mitleidenschaft gezogen und hat der Patient aufgrund dieser Dekompensation Symptome einer Craniomandibulären Dysfunktion entwickelt, so ist es sinnvoll, das Gebiß zu sanieren. Bevor man bei CMD-Patienten große Zahnsanierungen plant, ist es allerdings wichtig, mittels Schienentherapie einen möglichst symptomlosen Zustand zu erreichen, um sicherzugehen, daß die mit der Schiene erreichte Bißlage für den Patienten angenehm und passend ist. Die Rekonstruktion der Zähne muß dann so erfolgen, daß die Zähne in ebendieser Unterkieferposition die bestmögliche Form und Position haben (Abb. 6.12).

In manchen Fällen ist es notwendig, Zähne vor der Sanierung zu bewegen, zum Beispiel, wenn Zähne aufgrund fehlender Nachbarzähne in eine Lücke gekippt sind. Das ist die Aufgabe der Kieferorthopädie, welche mittels Zahnspangen die Zähne an die gewünschte Position bewegt. Im Rahmen der Schienentherapie wird die für den Patienten (und für sein Kiefergelenk) passende Unterkieferposition ermittelt und stabilisiert. Wenn diese Kieferposition so stark von einer „normalen" Position abweicht, daß die Einstellung eines korrekten Bisses mittels Zahnspange und Zahnsanierungen allein nicht möglich ist, so kann es erforderlich sein, eine Kieferoperation durchführen zu lassen, um wieder eine harmonische Kieferrelation herzustellen.

Abb. 6.12 klassische lose Zahnspangen. (c) Alexander Glück

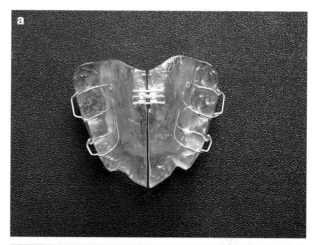

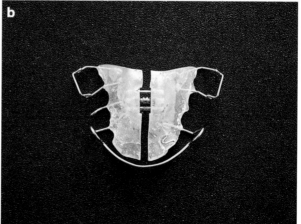

Hierfür wurden kieferchirurgische Strategien entwickelt, bei denen der Unterkiefer von seinem Gelenk getrennt und dann wie eine Schublade nach vorne oder hinten versetzt werden kann. Anschließend wird er in der neuen Position fixiert. So hochentwickelt diese Operationstechnik ist und so dabei von außen zu sehen ist: Für den Patienten ist diese Behandlung keine Kleinigkeit. Der gesamte Vorgang mit Vor- und Nachbereitung dauert etwa zwei Jahre. Unmittelbar nach der Operation werden die Kiefer für einige Tage miteinander verbunden, weshalb in dieser Zeit weder Sprechen noch die Aufnahme fester Nahrung möglich ist. Andererseits lassen sich durch diese Operation massive Kieferfehlstellungen (Dysgnathie, Progenie) bestmöglich, wenn auch nicht schmerz- und risikolos korrigieren (Abb. 6.13 und 6.14).

Abb. 6.13 Progenie vor der
Kieferoperation. (c) Viviane
Österreicher

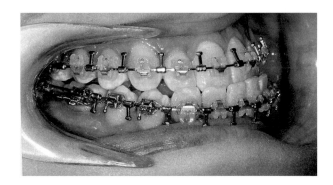

Abb. 6.14 Dasselbe Gebiß
nach der Operation. Die
Knöpfchen ermöglichen das
Einhängen von Gummiringen
in der Nacht, um das Ergebnis
zu stabilisieren. (c) Viviane
Österreicher

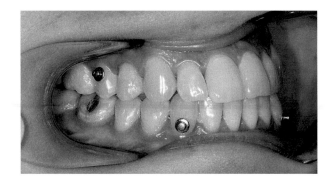

Was Sie selbst gegen Craniomandibuläre Dysfunktion tun können

7

Inhaltsverzeichnis

Die Maßnahmen zur Behandlung einer CMD sind verschieden. Der Patient kann durch seine eigene Mitwirkung viel zum Behandlungserfolg beitragen. Ein Patient, der sich allein in Selbstbehandlung versucht, wird nicht weit kommen, denn ihm ist keine Diagnosestellung möglich und seine Therapiewahl bleibt ungezielt. Daher sollten therapieunterstützende Übungen, die der Patient zuhause durchführt, immer mit dem Arzt oder einem anderen Spezialisten abgesprochen werden. Wenn man keine Beschwerden hat, aber trotzdem eine Craniomandibuläre Dysfunktion vermutet, kann man einige Vorbeugungsmaßnahmen ausprobieren.

So vielfältig die Symptome, Ursachen und Auswirkungen der Craniomandibulären Dysfunktion sein können, so verschieden sind auch die Maßnahmen dagegen. Auch wenn die Zusammenstellung der richtigen therapeutischen Antwort auf die Erkrankung nur im engen Zusammenwirken mit dem Zahnarzt und gegebenenfalls mit den Fachleuten aus anderen Disziplinen möglich ist, kann auch der Patient durch seine eigene Mitwirkung viel zum Behandlungserfolg beitragen. Der Arzt kann dafür sorgen, daß der richtige Weg eingeschlagen wird, aber gehen muß ihn der Patient. Anders gesagt: Ohne den Arzt geht nichts – aber auch nicht ohne den Patienten. Auf ihn kommt es letzlich an.

Die Verschiedenartigkeit möglicher CMD-Ausprägungen bedeutet, daß mal die eine, mal die andere therapeutische Maßnahme richtig ist. Ein Patient, der sich allein in Selbstbehandlung versucht, wird nicht weit kommen, nicht einmal dann, wenn er die richtigen Maßnahmen findet. Denn ihm ist keine Diagnosestellung möglich und seine Therapiewahl bleibt ungezielt, er weiß auch nicht, ob die Intensität seiner Eigenmaßnahmen zu hoch, zu gering oder gerade richtig ist. Daher sollten therapieunterstützende Übungen, die der Patient zuhause durchführt, immer mit dem Arzt oder einem anderen Spezialisten abgesprochen werden.

Allerdings ist nicht jede Craniomandibuläre Dysfunktion eklatant und behandlungswürdig, es gibt alle Zwischenstufen. Wenn Sie Beschwerden haben, als deren Ursache Sie Craniomandibuläre Dysfunktion ausgemacht haben, vor allem solche mit ungeklärter Ursache, sollten Sie ärztlichen Rat einholen. Wenn Sie keine Beschwerden haben, aber trotzdem eine Craniomandibuläre Dysfunktion vermuten, können Sie unter genauer Beobachtung eventuell auftretender Symptome einige Vorbeugungsmaßnahmen ausprobieren. In jedem Fall ist es wichtig, auf die Symptome des eigenen Körpers genau zu achten und sie ernstzunehmen. Warten Sie nicht zu lange, bis Sie ärztlichen Rat einholen. Möglicherweise ist es hilfreich, über bestimmte Alltagsfaktoren, Symptome und Beschwerden Buch zu führen, etwa in der folgenden Weise:

Datum	Schlaf	Befinden	Besonderes	Schmerzen	sonstiges
1.3.2021	durchgeschlafen	wach, aktiv	heute viel gelaufen	Ziehen im Genick	--
2.3.2021	früh wach	müde bis mittags	Sport (Expander)	keine	--
3.3.2021					

7.1   Maßnahmen zur Vorbeugung

Welche Maßnahmen zur Vorbeugung von Beschwerden ergriffen werden, hängt von der Ursache der Craniomandibulären Dysfunktion ab. Für eine erste Orientierung hilft der Selbsttest in diesem Buch. Wenn man dem Entstehen einer noch nicht vorhandenen Craniomandibulären Dysfunktion vorbeugen will, kann man dafür nur bei den die Entstehung begünstigenden Risikofaktoren und der Prädisposition ansetzen. Einige dieser Faktoren können auch durch Vorbeugungsmaßnahmen nicht neutralisiert werden.

7.1.1   Ursachen behandeln

Beispielsweise ist bekannt, daß Zähneknirschen in eine Craniomandibuläre Dysfunktion übergehen kann, Auch besonders intensives Kauen (Kaugummi) und eine dauerhaft angespannte Kieferhaltung begünstigen die Craniomandibuläre Dysfunktion. (Abb. 7.1) Um ihrer Manifestation vorzubeugen, sollte in diesen Fällen das Zähneknirschen behandelt beziehungsweise die übermäßige Kieferanspannung vermieden werden. Das ist leichter gesagt als getan, so schafft in Sachen Zähneknirschen auch wieder der Zahn-arzt Abhilfe. Man kann ihn beim nächsten regulären Kontrolltermin darauf ansprechen. Die Ursachen des Zähneknirschens können körperlich oder seelisch sein und lassen sich dementsprechend angehen. Wesentlich ist dabei die genaue Selbstbeobachtung: Knirscht man tagsüber? Knirscht man im Schlaf? Oder unter Streß?

Sofern Faktoren gefunden wurden, die sich mit Entspannungsübungen ausgleichen lassen, ist es an der Zeit, sich genauer mit entsprechenden Praktiken auseinanderzu-setzen. Hierfür kommen Yoga, Autogenes Training, Chi-Gong, Meditation oder auch viele andere Entspannungstechniken in Betracht. Oft hilft es bereits sehr, seine eigene innere Einstellung anzupassen: Wie geht man mit Leistungsdruck um? Wie ausgeglichen ist der Tagesablauf? Gibt es Ruhepausen? Hat man abends das Gefühl, die Dinge, die man sich vorgenommen hat, erledigt zu haben? Hier können auch persönliche Wellneß-Rituale, eine Stunde „für sich selbst" mit guter Musik oder auch die Beschäftigung mit einem Musikinstrument sehr viel bringen.

Entscheidend ist dabei, in Ruhe die innere Mitte zu finden, zufrieden zu werden und daraus Energie uns Leistungsfähigkeit zu schöpfen. Das Gegenteil ist der rastlos umtriebige Mensch, von Aufgaben gehetzt, unentspannt und unerholt. Ständig irgend etwas zu machen, bedeutet noch lange nicht, auch viel zu leisten – man kann sich ruhig einmal hinsetzen, innehalten und seine Balance finden. So (oder vielleicht in modi-fizierter Form) kann man lernen, mit Streß und Druck entspannter umzugehen, damit daraus keine Belastung für Körper und Seele wird.

Abb. 7.1 Entspannung und mehr Aufmerksamkeit für sich selbst – zwei starke Mittel gegen CMD. (c) Alexander Glück

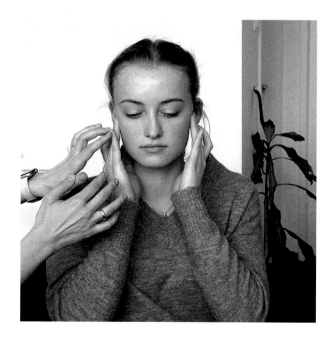

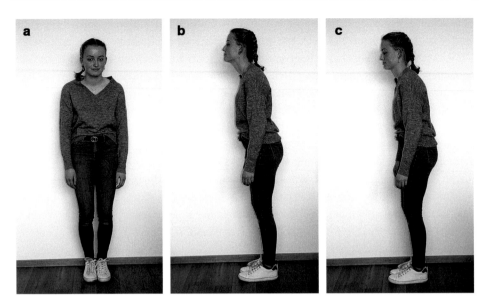

Abb. 7.2 Drei Beispiele für schlechte Körperhaltung. (c) Alexander Glück

Zu den wichtigsten Auslösern einer Craniomandibulären Dysfunktion gehören natürlich auch Fehlhaltungen (Abb. 7.2), zugleich stellen sie eine wesentliche Gruppe ihrer Folgen dar. Gravierende Fehlhaltungen sollten immer mit dem Orthopäden besprochen werden, weil sie körperliche Ursachen haben können. Kein Köper erfüllt genau die Idealmaße. Eine schlechte Körperhaltung, sei es aufgrund solcher Ursachen oder aus Gewohnheit, kann sich ohne Korrektur erheblich verschlimmern. Hier sollte frühzeitig gegengesteuert werden (Abb. 7.3).

Wer viel im Sitzen arbeitet, sollte unbedingt kontrollieren, ob sein Arbeitsplatz ergonomisch richtig proportioniert ist. Dafür gibt es viele Informationen im Internet. Bei einseitigen Tätigkeiten sollten auch Erholungspausen eingelegt werden. Eine schiefe oder krumme Sitzhaltung kann sich auf vielfache Weise auswirken. Besonders wesentlich im Zusammenhang mit Craniomandibulärer Dysfunktion ist die Fehlhaltung des Kopfes, und nicht nur im Sitzen. Auch die Schlafposition ist dabei entscheidend, und hier kommen natürlich die verschiedenen Stützkissen ins Spiel, die für eine bessere Kopfhaltung im Schlaf in verschiedenen Formen und Ausführungen angeboten werden.

Da Zahnersatz ebenfalls zu den wesentlichen Faktoren zählt, die eine Craniomandibuläre Dysfunktion begünstigen oder auslösen können, ist auch hier nach Möglichkeit auf Unschädlichkeit zu achten. Das ist übrigens der Grund, weshalb der Zahnarzt nach dem Anfertigen einer Zahnfüllung den Patienten mehrmals auf Okklusionsfolie (Abb. 7.4 und 7.5) beißen läßt. Die kleinen blauen Blättchen zeigen genau an, wo sich die Kontaktpunkte befinden, und nach und nach wird dann die Oberfläche der

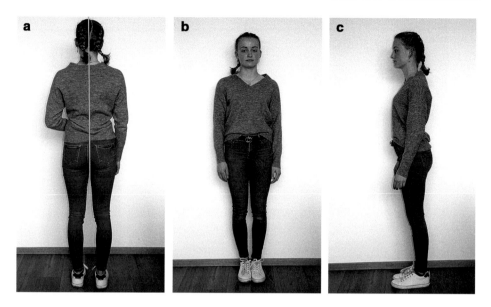

Abb. 7.3 Die richtige Körperhaltung ist aufrecht und gerade. (c) Alexander Glück

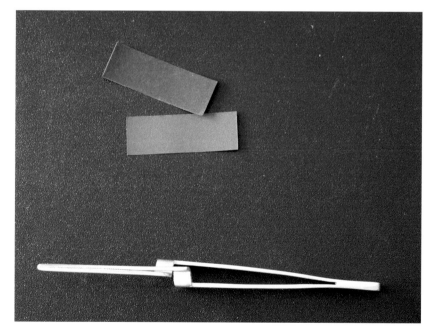

Abb. 7.4 Okklusionsfolien mit Halterung. Sie sind für die Feststellung von zu starken Zahn-kontakten unverzichtbar. (c) Alexander Glück

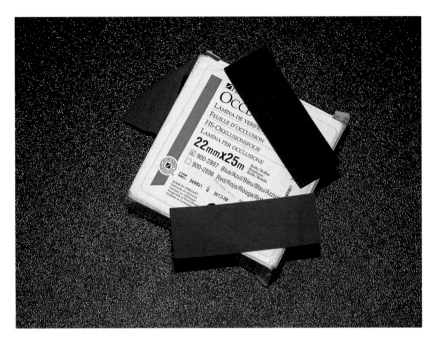

Abb. 7.5 Diese Folien gibt es in verschiedenen Farben für verschiedene Markierungen. (c) Alexander Glück

Füllung etwas abgeschlissen und zuletzt glattpoliert. Man kann aber auch als Patient darauf achten, ob es irgendwo in einer Zahnreihe einen „Huppel" gibt, den man beim Zusammenbeißen immer wieder spürt. So eine Erhöhung kann Knirschen und eine CMD-Symptomatik auslösen. Stellt man so etwas fest, sollte man die Stelle alsbald vom Zahnarzt korrigieren lassen (Abb. 7.6).

Inzwischen gibt es aber auch schon Zahnersatz, der speziell auf der Basis der Funktions- beziehungsweise Kiefergelenksanalyse angefertigt wird. Bei ihm wird von Anfang an darauf geachtet, daß die individuellen Zahnformen und Kieferbewegungen des Patienten nicht beeinträchtigt werden. Dadurch wird sichergestellt, daß das Kausystem nicht durch den Zahnersatz beeinträchtigt oder gestört wird.

Diese Beispiele zeigen deutlich, daß es in jedem Fall um eine Arbeit an den jeweiligen Ursachen geht.

7.1.2   Symptome behandeln

Hier ist zu unterscheiden, ob die Beschwerden die Craniomandibuläre Dysfunktion begünstigen beziehungsweise verstärken oder ob man Abhilfe gegen die Symptome sucht, weil sie die Lebensqualität herabsetzen. Grundsätzlich sind Symptome Warnsignale des

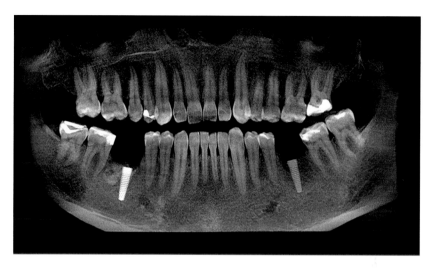

Abb. 7.6 Panoramaröntgen mit vorhandenen Implantaten. Deutlich sind auch die Füllungen zu erkennen. (c) Alexander Glück

Körpers, die man nicht einfach abschalten sollte. Stattdessen ist immer die Ursache der Beschwerden zu suchen. Trotzdem kommt es vor, daß man etwas gegen die Beschwerden tun will, beispielsweise, wenn die Ursachen bereits behandelt werden, oder wenn eine gute Diagnostik erst dadurch ermöglicht wird, daß die Beschwerden verringert werden (etwa bei der Mundöffnung, wenn ein Abdruck oder Scan angefertigt werden soll). Die Verringerung von Schmerzen trägt auch dazu bei, Muskelverspannungen zu lösen, weil diese oft eine Reaktion darauf sind.

Schmerzen in Gelenken und Muskeln können mit Wärme gelindert werden. Hier helfen heiße feuchte Tücher oder eine Rotlichtlampe. Im Sommer kann auch starker Sonnenschein einiges bewirken. Und so abseitig es klingt: Für manche Patienten ist unter Umständen auch das aufgeheizte Auto eine Wohltat. Wenn nicht genügend Zeit für ein warmes Vollbad ist, kann auch eine Dusche helfen. Ihr besonderer Vorteil besteht darin, daß man dabei die betroffenen Stellen mit der Handbrause sehr gezielt temperieren kann. Sauna- und Thermalbadgänger können die ihnen dort zur Verfügung stehenden Wärmequellen ebenfalls zur Linderung einsetzen, eine Massage trägt zur weiteren Entspannung bei.

7.1.3   CMD-Übungen für daheim

Eine ganze Reihe von Übungen kann sehr gut helfen, einer bestehenden und diagnostizierten Craniomandibulären Dysfunktion entgegenzuwirken. Sie helfen, die beteiligten Muskeln zu entspannen und sich mit den Bewegungsabläufen des Kauapparats bewußt auseinanderzusetzen. Außerdem helfen sie dabei, die Bewegungsmöglichkeiten zu verbessern, beispielsweise bei der Mundöffnung (Abb. 7.7).

Mund öffnen

Hierfür nehmen Sie eine entspannte Haltung ein, entweder im Sitzen oder im Liegen. Diese Übung kann deshalb auch gut im Bett vor dem Aufstehen oder vor dem Einschlafen durchgeführt werden, außerdem in einer kleinen Arbeitspause, etwa vor dem Bildschirm. Die Übung besteht darin, den Mund langsam ein Stück weit zu öffnen und dann wieder zu schließen, ohne daß sich die Zähne berühren. Diese Bewegung wird einige Male wiederholt, dabei wird der Mund immer etwas weiter geöffnet bis zur maximalen Öffnung.

Wenn das gut funktioniert, kann diese Übung auch sehr gut vor einem Spiegel durchgeführt werden. Malen Sie hierfür einen senkrechten Strich auf den Spiegel. Setzen oder stellen Sie sich so davor, daß diese Linie genau auf der Symmetrieachse Ihres Gesichts liegt. Öffnen Sie nun den Mund so, daß die Mitte der Ober- und der Unterlippe jeweils möglichst genau auf der Linie bleiben. Dabei können Sie sehr gut feststellen, ob es bei der Kieferbewegung zu seitlichen Abweichungen kommt. Versuchen Sie während der Übung, diese Abweichungen zu vermeiden.

Seitliche Kieferbewegung

Für die Vorbereitung der Übung gilt das gleiche wie bei der ersten Übung. Die Übung besteht darin, den Unterkiefer in einen gewissen Abstand zum Oberkiefer zu bringen,

Abb. 7.7 Man kann zuhause viel machen, was die CMD-Therapie unterstützt. (c) Alexander Glück

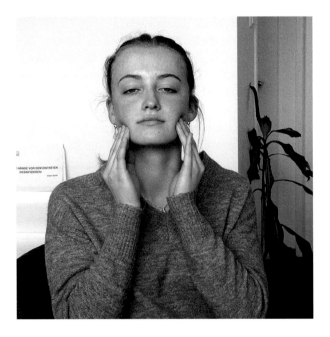

so daß sich die Zähne nicht berühren, und dann langsam von einer Seite zur anderen zu bewegen, also ganz nach links, dann ganz nach rechts und so weiter. Auch hier stellen Sie fest, daß es irgendwann nicht weitergeht oder im Gelenkbereich zieht. Gehen Sie bei der Übung bis in diesen Bereich, aber versuchen Sie nicht, ihn zu erweitern (Abb. 7.8).

Lächeln und Lachen

Das ist eine wunderbare Übung, die man zu jeder Tageszeit durchführen kann. Lächeln Sie mehr! Das macht Sie nicht nur sympathischer, sondern bewirkt auch die Ausschüttung von Glückshormonen, wodurch die Muskeln entspannt werden. Achten Sie überhaupt mehr auf Ihren Gesichtsausdruck, denn wie wir in die Welt hineinsehen, so schaut sie auf uns zurück. Fröhlichen Menschen fallen mehr Sympathien zu, und vieles geht ihnen leichter von der Hand – auch die Überwindung von Craniomandibulärer Dysfunktion (Abb. 7.9).

Spaziergänge/Bewegung

Damit tun Sie dem Körper gleich in mehrfacher Hinsicht einen Gefallen. Bewegung ist nicht nur gut für den Kreislauf, sondern auch für die Muskulatur und für die Körperhaltung (auf die Sie beim Spazieren achten sollten).

Entspannung

Gewöhnen Sie sich eine besondere Pause zu Ihrer eigenen Entspannung an – körperlich, geistig und seelisch. Es gibt dafür zahlreiche Techniken, so etwa Autogenes Training, Yoga, Meditation oder sehr meditative Sportarten wie japanisches Bogenschießen. Auch

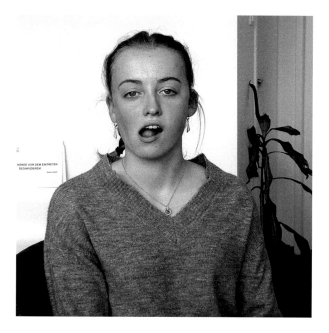

Abb. 7.8 Die Übungen zur Kieferbewegung sind einfach. (c) Alexander Glück

Abb. 7.9 Lachen ist gesund
und sieht gut aus. Zwei gute
Gründe, es häufiger zu tun. (c)
Alexander Glück

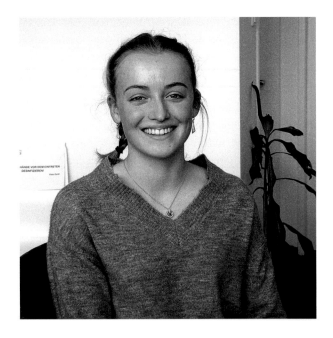

Handarbeit, Musizieren, Mandala-Malen, Topfgärtnerei oder Basteln kann Sie aus dem Alltagsstreß befreien. Achten Sie auf eine gute Athmosphäre: Hilfreich sind gute Luft und entspannende Musik. Sie können dabei auch Räuchern oder eine Aromalampe verwenden. Wohltuende Entspannung kann auch ein Vollbad bringen, nicht wenige fühlen sich auch sehr entspannt, wenn sie Sport getrieben haben (Laufen, Radfahren). Wichtig: In dieser Zeit können Sie alle anderen Aufgaben liegenlassen und bekommen den Kopf frei. Entscheidend ist, daß Sie sich damit wohlfühlen (Abb. 7.10).

Auf die Körperhaltung achten
Vor allem bei Bürotätigkeiten und allen Arbeiten, die im Sitzen ausgeführt werden, sollten Sie immer wieder Ihre Körperhaltung überprüfen. Setzen Sie sich bewußt gerade. Möglicherweise sind Ihre Möbel nicht ergonomisch. Hierfür gibt es zum Beispiel ergänzende Keilkissen. Bei ergonomischen Möbeln kommt es auch nicht darauf an, ob sie von einer Luxusfirma kommen und viel kosten. Sie können jeden Sessel und jeden Tisch ausmessen und mit den Richtlinien, die sich leicht im Internet finden lassen, vergleichen (Abb. 7.11 und 7.12).

Wärmebehandlung
Wärme lindert Schmerzen und entspannt die Muskeln. Gönnen Sie den besonders betroffenen Arealen zwei- bis dreimal am Tag eine Wärmebehandlung. Hierfür gibt es spezielle Lampen, es reicht aber auch ein heißer Waschlappen oder eine dicht schließende

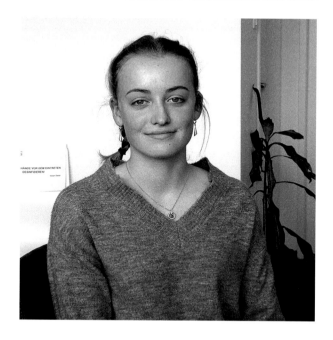

Abb. 7.10 Entspannung gehört zu den wichtigsten Unterstützungsmaßnahmen. (c) Alexander Glück

Trinkflasche mit warmem Wasser. Wenn Sie die Wärme länger wirken lassen wollen, können Sie zu Wärmepflastern oder speziellen Salben greifen, die in der Apotheke erhältlich sind.

Muskeln massieren

Verspannungen lassen sich sehr gut durch mittelsanftes Massieren lösen. Bei der Kaumuskulatur geht das besonders einfach, weil man sie leicht erreicht. Der Musculus Masseter ist besonders dankbar dafür. Er verläuft vom Wangenknochen bis zum Unterkieferrand. Drücken Sie von beiden Seiten mit je zwei Fingern auf diese Muskeln und massieren Sie sie in kreisenden Bewegungen. Wenn Sie dabei auf erhärtete Muskelbereiche („Knötchen") stoßen, können sie sich mehr auf diese Stellen konzentrieren – nicht fester, aber öfter (Abb. 7.1 und 7.13).

Auf die Ernährung achten

Diesmal geht es nicht um die Zusammensetzung der Nahrung, von der sonst immer die Rede ist, sondern um ihre Konsistenz. Vermeiden Sie vor allem in der Akutphase harte Nahrung wie Nüsse, Karotten, Rauchspeck, Äpfel, Johannisbrot oder Lakritz. So können Sie eine starke Belastung der Kaumuskeln vermeiden. Mit weicherer Nahrung ist keine Breikost gemeint: Bananen, Weintrauben, Fisch, Karreesteak, Geflügel, Ragout, Kaiserschmarrn, Toastbrot und alle Arten von gekochtem Gemüse sind nur ein paar Beispiele dafür, daß Ihre Ernährung sehr vielfältig bleibt.

Abb. 7.11 Gerade im
Alltag ist es wichtig, auf die
Körperhaltung zu achten. (c)
Alexander Glück

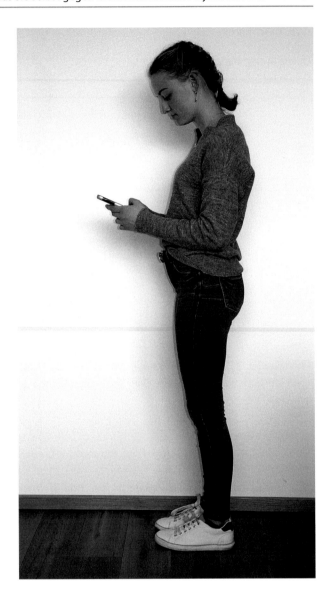

Im Alltag Zahnkontakte vermeiden

Die Zähne sollten sich nur beim Kauen oder Schlucken berühren. Ansonsten sollten die
Lippen geschlossen, aber die Zahnreihen offen sein. die Zungenspitze sollte am Gaumen
direkt hinter den Schneidezähnen ruhen (Rillen am Gaumen = Zungenparkplatz).

Abb. 7.12 Stehen Sie gerade?
Mit einem Photo können Sie
es einfach überprüfen. (c)
Alexander Glück

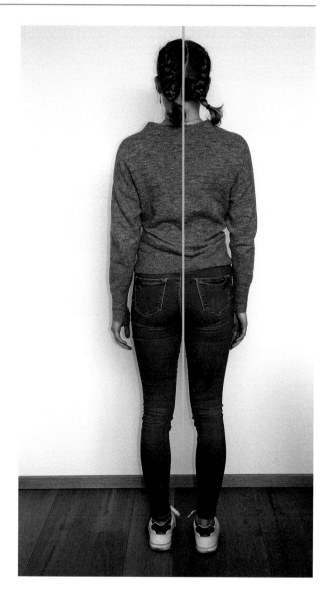

Abb. 7.13 Die Muskulatur
kann auch immer einmal
zwischendurch massiert
werden. (c) Alexander Glück

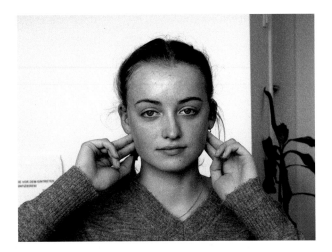

Weiterführende Literatur

Bücher

Albrecht U, Albrecht K, Weinert M, Nydahl P, Littwin A, Motzko M, Wasilewski W, Kumbrink B, Spalek M Therapeutische Interventionen. In Motzko M, Weinert M, Albrecht U (Hrsg), Kiefergelenk und Kaustörungen. Springer, Berlin, S 174

AshMM Schienentherapie. Elsevier Urban & Fischer

Axel Bumann Ulrich Lotzmann. Funktionsdiagnostik und Therapieprinzipien

Elltin D, Gallo LM Das Kiefergelenk in Funktion und Dysfunktion. Thieme Verlag

Spalek M (2019) Anatomie der Zähne. In Motzko M, Weinert M, Albrecht U (Hrsg), Kiefergelenk und Kaustörungen. Springer, Berlin Heidelberg, S 10

Journals

Bales JM, Epstein JB (1994) The role of malocclusion and orthodontics in temporomandibular disorders. J Can Dent Assoc 60(10):899–905 PMID: 7953994

Chen S, Lei J, Wang X, Fu KY, Farzad P, Yi B (2013) Short- and long-term changes of condylar position after bilateral sagittal split ramus osteotomy for mandibular advancement in combination with Le Fort I osteotomy evaluated by cone-beam computed tomography. J Oral Maxillofac Surg 71(11):1956–1966. https://doi.org/10.1016/j.joms.2013.06.213 Epub 2013 Aug 22 PMID: 23973047

Fillingim RB, Ohrbach R, Greenspan JD, Knott C, Diatchenko L, Dubner R, Bair E, Baraian C, Mack N, Slade GD, Maixner W (2013) Psychological factors associated with development of TMD: the OPPERA prospective cohort study. J Pain 14(12 Suppl):T75-90. https://doi.org/10.1016/j.jpain.2013.06.009.PMID:24275225;PMCID:PMC3855656

Fiorillo L (2020) Spine and TMJ: A Pathophysiology Report. J Funct Morphol Kinesiol 5(2):24. https://doi.org/10.3390/jfmk5020024.PMID:33467240;PMCID:PMC7739216

Garrigós-Pedrón M, Elizagaray-García I, Domínguez-Gordillo AA, Del-Castillo-Pardo-de-Vera JL, Gil-Martínez A (2019) Temporomandibular disorders: improving outcomes using a multidisciplinary approach. J Multidisc Healthc 12:733–747. https://doi.org/10.2147/JMDH.S178507.Erratum.In:JMultidiscipHealthc.2019Sep19;12:dccciii.PMID:31564890;PMCID:PMC6732565

Gil-Martínez A, Paris-Alemany A, López-de-Uralde-Villanueva I, La Touche R (2018) Management of pain in patients with temporomandibular disorder (TMD): challenges and solutions. J Pain Res 11:571–587. https://doi.org/10.2147/JPR.S127950.PMID:29588615;PMC ID:PMC5859913

Klasser GD, Manfredini D, Goulet JP, De Laat A (2018) Oro-facial pain and temporomandibular disorders classification systems: A critical appraisal and future directions. J Oral Rehabil 45(3):258–268. https://doi.org/10.1111/joor.12590 Epub 2017 Dec 22 PMID: 29197095

Koos et al Classification of Temporomandibular Joint Erosioan, Arthritis, and Inflammation in Patients with Juvenile Idiopathic Arthritis

Li Z, Xia Y, Liu Z, Liu Y (2020) Oral rehabilitation following successful TMD treatment with condylar position changes: A case report. Cranio 30:1–6. doi: https://doi.org/10.1080/08869634 .2020.1795589. Epub ahead of print. PMID: 32729790

Martins WR, Blasczyk JC, Furlan A, de Oliveira M, Lagôa Gonçalves KF, Bonini-Rocha AC, Dugailly PM, de Oliveira RJ (2016) Efficacy of musculoskeletal manual approach in the treatment of temporomandibular joint disorder: A systematic review with meta-analysis. Man Ther 21:10–17. https://doi.org/10.1016/j.math.2015.06.009 Epub 2015 Jun 25 PMID: 26144684

Ohrbach R, Slade GD, Bair E, Rathnayaka N, Diatchenko L, Greenspan JD, Maixner W, Fillingim RB (2020) Premorbid and concurrent predictors of TMD onset and persistence. Eur J Pain 24(1):145–158. doi: https://doi.org/10.1002/ejp.1472. Epub 2019 Aug 29. PMID: 31421009; PMCID: PMC6901728

Oliver Ahlers M (2004) Funktionsdiagnostik – Systematik und Auswertung. (Memento vom 13. April 2012 im Webarchiv archive.today) In: zm. 2/2004

Oliver Ahlers M (2004) Funktionsdiagnostik – Systematik und Auswertung. (Memento vom 13. April 2012 im Webarchiv archive.today) In: zm. 2/2004

Peck CC, Goulet JP, Lobbezoo F, Schiffman EL, Alstergren P, Anderson GC, de Leeuw R, Jensen R, Michelotti A, Ohrbach R, Petersson A, List T (2014) Expanding the taxonomy of the diagnostic criteria for temporomandibular disorders. J Oral Rehabil 41(1):2–23. https://doi. org/10.1111/joor.12132.PMID:24443898;PMCID:PMC4520529

Shokri A, Zarch HH, Hafezmaleki F, Khamechi R, Amini P, Ramezani L (2019) Comparative assessment of condylar position in patients with temporomandibular disorder (TMD) and asymptomatic patients using cone-beam computed tomography. Dent Med Probl 56(1):81–87. https://doi.org/10.17219/dmp/102946 PMID: 30951623

Simuntis R, Kubilius R, Vaitkus S (2014) Odontogenic maxillary sinusitis: a review. Stomatologija 16(2):39–43 PMID: 25209225

Türp JC, McNamara JA Jr (1997) Orthodontic treatment and temporomandibular disorder: is there a relationship? Part 2: Clinical implications. J Orofac Orthop 58(3):136–143. English, German. doi: https://doi.org/10.1007/BF02676544. PMID: 9200889

Wikipedia

Ahmad M, Schiffman EL (2016) Temporomandibular Joint Disorders and Orofacial Pain. Dent Clin North Am 60(1):105–124. doi: https://doi.org/10.1016/j.cden.2015.08.004. Epub 2015 Oct 21. PMID: 26614951; PMCID: PMC6762033

Ahmad M, Schiffman EL (2016) Temporomandibular Joint Disorders and Orofacial Pain. Dent Clin North Am 60(1):105–124. doi: https://doi.org/10.1016/j.cden.2015.08.004. Epub 2015 Oct 21. PMID: 26614951; PMCID: PMC6762033

Al-Baghdadi M, Durham J, Araujo-Soares V, Robalino S, Errington L, Steele J (2014) TMJ Disc Displacement without Reduction Management: A Systematic Review. J Dent Res 93(7 Suppl):37S–51S. doi: https://doi.org/10.1177/0022034514528333. Epub 2014 Mar 21. PMID: 24659775; PMCID: PMC4293719

Amorim CSM, Espirito Santo AS, Sommer M, Marques AP (2018) Effect of Physical Therapy in Bruxism Treatment: A Systematic Review. J Manipulative Physiol Ther 41(5):389–404. https://doi.org/10.1016/j.jmpt.2017.10.014 PMID: 30041736

Armijo-Olivo S, Pitance L, Singh V, Neto F, Thie N, Michelotti A (2016) Effectiveness of Manual Therapy and Therapeutic Exercise for Temporomandibular Disorders: Systematic Review and Meta-Analysis. Phys Ther 96(1):9–25. doi: https://doi.org/10.2522/ptj.20140548. Epub 2015 Aug 20. PMID: 26294683; PMCID: PMC4706597

Awan KH, Patil S (2015) The Role of Transcutaneous Electrical Nerve Stimulation in the Management of Temporomandibular Joint Disorder. J Contemp Dent Pract 16(12):984–986. https://doi.org/10.5005/jp-journals-10024-1792 PMID: 27018034

Bartlett D, O'Toole S (2019) Tooth wear and aging. Aust Dent J 64(Suppl 1):S59–S62. https://doi.org/10.1111/adj.12681 PMID: 31144323

Beddis H, Pemberton M, Davies S (2018) Sleep bruxism: an overview for clinicians. Br Dent J 225(6):497–501. https://doi.org/10.1038/sj.bdj.2018.757 Epub 2018 Sep 21 PMID: 30237554

Bergmann A, Edelhoff D, Schubert O, Erdelt KJ, Pho Duc JM (2020) Effect of treatment with a full-occlusion biofeedback splint on sleep bruxism and TMD pain: a randomized controlled clinical trial. Clin Oral Investig 24(11):4005–4018. doi: https://doi.org/10.1007/s00784-020-03270-z. Epub 2020 May 19. PMID: 32430774; PMCID: PMC7544753

Bernhardt O, Schwahn B, Meyer G (1999) Craniomandibular disorders–comparative investigations with clinical examination and electronic axiography. Ann Anat 181(1):51–53. https://doi.org/10.1016/S0940-9602(99)80087-9 PMID: 10081559

Brandão RAFS, Mendes CMC, Brandão Filho RA, De Sena EP (2020) Isotonic exercises and relaxing techniques in individuals with temporomandibular dysfunction. Cranio 3:1–8. doi: https://doi.org/10.1080/08869634.2019.1708607. Epub ahead of print. PMID: 31900091

Cruccu G (2017) Trigeminal Neuralgia. Continuum (Minneap Minn) 23(2, Selected Topics in Outpatient Neurology):396–420. doi: https://doi.org/10.1212/CON.0000000000000451. PMID: 28375911

Dworkin SF, Huggins KH, Wilson L, Mancl L, Turner J, Massoth D, LeResche L, Truelove E (2002) A randomized clinical trial using research diagnostic criteria for temporomandibular disorders-axis II to target clinic cases for a tailored self-care TMD treatment program. J Orofac Pain 16(1):48–63 PMID: 11889659

Fernandes AC, Duarte Moura DM, Da Silva LGD, De Almeida EO, Barbosa GAS (2017) Acupuncture in Temporomandibular Disorder Myofascial Pain Treatment: A Systematic Review. J Oral Facial Pain Headache 31(3):225–232. https://doi.org/10.11607/ofph.1719 PMID: 28738107

Fernández-de-Las-Peñas C, Von Piekartz H (2020) Clinical Reasoning for the Examination and Physical Therapy Treatment of Temporomandibular Disorders (TMD): A Narrative Literature Review. J Clin Med 9(11):3686. https://doi.org/10.3390/jcm9113686.PMID:33212937;PMCID:PMC7698332

Franklin P, McLelland R, Brunton P (2010) An investigation of the ability of computerized axiography to reproduce occlusal contacts. Eur J Prosthodont Restor Dent 18(1):17–22 PMID: 20397498

Gauer RL, Semidey MJ (2015) Diagnosis and treatment of temporomandibular disorders. Am Fam Physician 91(6):378–386 PMID: 25822556

Goldstein RE, Auclair Clark W (2017) The clinical management of awake bruxism. J Am Dent Assoc 148(6):387–391. https://doi.org/10.1016/j.adaj.2017.03.005 PMID: 28550845

Graff-Radford SB, Abbott JJ (2016) Temporomandibular Disorders and Headache. Oral Maxillofac Surg Clin North Am 28(3):335–349. https://doi.org/10.1016/j.coms.2016.03.004 PMID: 27475510

Green C, Martin CW, Bassett K, Kazanjian A (1999) A systematic review of craniosacral therapy: biological plausibility, assessment reliability and clinical effectiveness. Complement Ther Med 7(4):201–207. https://doi.org/10.1016/s0965-2299(99)80002-8 PMID: 10709302

Grushka M, Epstein JB, Gorsky M (2003) Burning mouth syndrome and other oral sensory disorders: a unifying hypothesis. Pain Res Manag 8(3):133–135. https://doi.org/10.1155/2003/654735 PMID: 14657979

Haggiag A DDS, de Siqueira JTT DDS, PhD (2020) A new biofeedback approach for the control of masseter and temporal myalgia: Utilization of an awake posterior interocclusal device. Cranio 38(3):180–186. doi: https://doi.org/10.1080/08869634.2018.1503991. Epub 2018 Aug 11. PMID: 30099938

Häggman-Henrikson B, Alstergren P, Davidson T, Högestätt ED, Östlund P, Tranaeus S, Vitols S, List T (2017) Pharmacological treatment of oro-facial pain - health technology assessment including a systematic review with network meta-analysis. J Oral Rehabil 44(10):800–826. https://doi.org/10.1111/joor.12539 Epub 2017 Jul 29 PMID: 28884860

Im YG, Lee JS, Park JI, Lim HS, Kim BG, Kim JH (2018) Diagnostic accuracy and reliability of panoramic temporomandibular joint (TMJ) radiography to detect bony lesions in patients with TMJ osteoarthritis. J Dent Sci 13(4):396–404. doi: https://doi.org/10.1016/j.jds.2018.08.006. Epub 2018 Sep 10. PMID: 30895151; PMCID: PMC6388822

Klasser GD, Rei N, Lavigne GJ (2015) Sleep bruxism etiology: the evolution of a changing paradigm. J Can Dent Assoc 81:f2. PMID: 25633110

Kusdra PM, Stechman-Neto J, Leão BLC, Martins PFA, Lacerda ABM, Zeigelboim BS (2018) Relationship between Otological Symptoms and TMD. Int Tinnitus J 22(1):30–34. https://doi.org/10.5935/0946-5448.20180005 PMID: 29993214

Larheim TA (2005) Role of magnetic resonance imaging in the clinical diagnosis of the temporomandibular joint. Cells Tissues Organs 180(1):6–21. https://doi.org/10.1159/000086194 PMID: 16088129

Larheim TA, Abrahamsson AK, Kristensen M, Arvidsson LZ (2015) Temporomandibular joint diagnostics using CBCT. Dentomaxillofac Radiol 44(1):20140235. https://doi.org/10.1259/dmfr.20140235.PMID:25369205;PMCID:PMC4277441

Liu F, Steinkeler A (2013) Epidemiology, diagnosis, and treatment of temporomandibular disorders. Dent Clin North Am 57(3):465–479. https://doi.org/10.1016/j.cden.2013.04.006 PMID: 23809304

Madani A, Ahrari F, Fallahrastegar A, Daghestani N (2020) A randomized clinical trial comparing the efficacy of low-level laser therapy (LLLT) and laser acupuncture therapy (LAT) in patients with temporomandibular disorders. Lasers Med Sci 35(1):181–192. https://doi.org/10.1007/s10103-019-02837-x Epub 2019 Aug 8 PMID: 31396794

Monaco A, Ortu E, Giannoni M, D'Andrea P, Cattaneo R, Mummolo A, Pietropaoli D (2020) Standard Correction of Vision Worsens EMG Activity of Pericranial Muscles in Chronic TMD Subjects. Pain Res Manag 2020:3932476. https://doi.org/10.1155/2020/3932476.PMID:32351638;PMCID:PMC7178530

Moraes Ada R, Sanches ML, Ribeiro EC, Guimarães AS (2013) Therapeutic exercises for the control of temporomandibular disorders. Dental Press J Orthod 18(5):134–139. https://doi.org/10.1590/s2176-94512013000500022 PMID: 24352400

Ries LG, Bérzin F (2008) Analysis of the postural stability in individuals with or without signs and symptoms of temporomandibular disorder. Braz Oral Res 22(4):378–383. https://doi.org/10.1590/s1806-83242008000400016 PMID: 19148396

Robinson JL, Johnson PM, Kister K, Yin MT, Chen J, Wadhwa S (2020) Estrogen signaling impacts temporomandibular joint and periodontal disease pathology. Odontology 108(2):153–165. doi: https://doi.org/10.1007/s10266-019-00439-1. Epub 2019 Jul 3. PMID: 31270648; PMCID: PMC7192637

Saha FJ, Pulla A, Ostermann T, Miller T, Dobos G, Cramer H (2019) Effects of occlusal splint therapy in patients with migraine or tension-type headache and comorbid temporomandibular disorder: A randomized controlled trial. Medicine (Baltimore) 98(33):e16805. doi: https://doi.org/10.1097/MD.0000000000016805. PMID: 31415392; PMCID: PMC6831110

Shellis RP, Addy M (2014) The interactions between attrition, abrasion and erosion in tooth wear. Monogr Oral Sci 25:32–45. https://doi.org/10.1159/000359936 Epub 2014 Jun 26 PMID: 24993256

Shimada A, Ishigaki S, Matsuka Y, Komiyama O, Torisu T, Oono Y, Sato H, Naganawa T, Mine A, Yamazaki Y, Okura K, Sakuma Y, Sasaki K (2009) Effects of exercise therapy on painful temporomandibular disorders. J Oral Rehabil 46(5):475–481. https://doi.org/10.1111/joor.12770 Epub 2019 Feb 19 PMID: 30664815

Sipahi Calis A, Colakoglu Z, Gunbay S (2019) The use of botulinum toxin-a in the treatment of muscular temporomandibular joint disorders. J Stomatol Oral Maxillofac Surg 120(4):322–325. https://doi.org/10.1016/j.jormas.2019.02.015 Epub 2019 Feb 23 PMID: 30807862

van Grootel RJ, Buchner R, Wismeijer D, van der Glas HW (2017) Towards an optimal therapy strategy for myogenous TMD, physiotherapy compared with occlusal splint therapy in an RCT with therapy-and-patient-specific treatment durations. BMC Musculoskelet Disord 18(1):76. https://doi.org/10.1186/s12891-017-1404-9.PMID:28183288;PMCID:PMC5301345

Wieckiewicz M, Boening K, Wiland P, Shiau YY, Paradowska-Stolarz A (2015) Reported concepts for the treatment modalities and pain management of temporomandibular disorders. J Headache Pain 16:106. doi: https://doi.org/10.1186/s10194-015-0586-5. Epub 2015 Dec 7. PMID: 26644030; PMCID: PMC4671990

Wänman A, Marklund S (2020) Treatment outcome of supervised exercise, home exercise and bite splint therapy, respectively, in patients with symptomatic disc displacement with reduction: A randomised clinical trial. J Oral Rehabil 47(2):143–149. doi: https://doi.org/10.1111/joor.12888. Epub 2019 Sep 30. PMID: 31520538; PMCID: PMC7003750

Wetselaar P, Manfredini D, Ahlberg J, Johansson A, Aarab G, Papagianni CE, Reyes Sevilla M, Koutris M, Lobbezoo F (2019) Associations between tooth wear and dental sleep disorders: A narrative overview. J Oral Rehabil 46(8):765–775. doi: https://doi.org/10.1111/joor.12807. Epub 2019 May 12. PMID: 31038764; PMCID: PMC6852513

Zhang C, Wu JY, Deng DL, He BY, Tao Y, Niu YM, Deng MH (2016) Efficacy of splint therapy for the management of temporomandibular disorders: a meta-analysis. Oncotarget 7(51):84043–84053. https://doi.org/10.18632/oncotarget.13059.PMID:27823980;PMCID:PMC5356643

Stichwortverzeichnis

Printed in the United States
by Baker & Taylor Publisher Services